Ullstein

DER AUTOR

Dr. med. Rainer Holzhüter, Jahrgang 1947, studierte von 1967–1972 Medizin und Theaterwissenschaft in Hamburg und Erlangen. Seine klinische Ausbildung absolvierte er an verschiedenen Krankenhäusern in Amberg und Hamburg in der Hauptfächern Chirurgie, Gynäkologie und Geburtshilfe.
Seit 1977 ist er in eigener Niederlassung als praktischer Arzt und Kassenarzt in Hamburg mit dem Schwerpunkt alternative und naturheilkundliche Medizin tätig. Mit großem Engagement setzt sich Dr. Holzhüter in der Öffentlichkeit für die Anerkennung erfolgreicher alternativer Behandlungsmethoden, wie z. B. der Sauerstoff-Mehrschritt-Therapie, der Colon-Hydro-Therapie und der Mistel-Therapie ein.
Dr. Holzhüter ist Präsident der Ärztegesellschaft für Sauerstoff-Mehrschritt-Therapie und Präsident der Deutschen Gesellschaft für Colon-Hydro-Therapie.

ÜBER DAS BUCH

Unser Gesundheitssystem ist krank. Aber die Krankmacher sind entlarvt: irregeleitete Verwaltungsspezialisten und ihre willfährigen Büttel, die »Fachärzte für Funktionärsmedizin«. Sie haben es zu verantworten, daß der Arzt nicht mehr Heiler und Helfer ist, sondern Medizinverwalter.
Dr. med. Rainer Holzhüter stellt seine Diagnose des kranken Medizinbetriebs nach 22jähriger Arbeit als niedergelassener Kassenarzt. Aber er beläßt es nicht bei einer Bestandsaufnahme. Im umfangreichen »therapeutischen Teil« dieses Buches zeigt er, wie große Krankheiten, aber auch weniger gefährliche wirkungsvoll behandelt werden können: mit naturnahen neuen Methoden unter Einbeziehung bewährter Therapiekonzepte. Das Buch wird damit zur Pflichtlektüre für alle Patienten, aber auch für Ärztinnen und Ärzte. Denn Holzhüter ruft seine Kollegen auf, sich von dem Diktat der Verwaltungstäter zu befreien und wieder das zu sein, was von ihnen erwartet werden kann: Interessenwahrer ihrer Patienten. Und er zeigt den Weg dorthin: Nicht die Bewertung durch Krankenkassen und Medizintheoretiker darf Maßstab für eine Therapie sein, sondern allein, wie wirksam sie den Patienten hilft.

Dr. med. Rainer Holzhüter

Wehrt euch, Patienten!

Ein Kassenarzt packt aus

Ullstein

Ullstein Buchverlage GmbH,
Berlin
Taschenbuchnummer: 35561

Originalausgabe
9. Auflage Februar 1999

Umschlaggestaltung:
Simone Fischer, Christof Berndt
Illustration:
The Image Bank
Gesamtherstellung:
Ebner Ulm
ISBN 3-548-35561-7

Gedruckt auf alterungsbeständigem
Papier mit chlorfrei
gebleichtem Zellstoff

Die Deutsche Bibliothek – CIP-Einheitsaufnahme

Holzhüter, Rainer:
Wehrt Euch, Patienten! : Ein Kassenarzt
packt aus / Rainer Holzhüter. – Orig.-Ausg., 9. Aufl. –
Berlin : Ullstein, 1999
(Ullstein-Buch ; 35561 : Ullstein-Sachbuch)
ISBN 3-548-35561-7

Für Sabine, Julian, Sina, Luca und Ama stellvertretend für die, die mir den Rückhalt im Kampf gegen die Institutionen geben.

Besonderen Dank sage ich meinem Freund, dem Medizin-Journalisten Udo Simonitsch, für die intensive Durchsicht des Manuskripts und zahlreiche Verbesserungsvorschläge. Dank auch an Lutz Worat und an die Lektorin im Verlag Ullstein, Frau Gudrun Jänisch, deren Gliederungsvorschlägen ich gern nachgekommen bin.

Inhalt

Vorwort

Dieses Buch soll Provokation und Ratgeber zugleich sein. Ich möchte die Patienten mit dem bekanntmachen, was hinter den Kulissen des heutigen Medizinbetriebs geschieht. Wovon sie nichts wissen können oder was sie falsch einordnen. Nicht der Arzt ist der beste, in dessen Wartezimmer man nicht lange warten muß und der die meisten Verordnungswünsche großzügig erfüllt. Er verordnet nämlich möglicherweise ein Medikament, von dem er weiß, daß es unsinnig oder gar schädlich ist. Und vielleicht braucht man nur deshalb nicht lange zu warten, weil er keine Patienten hat, die *besonderer* Fürsorge bedürfen. Vielleicht ist es einer von den Ärzten, die ausschließlich Diagnostik betreiben. Das kann zeitlich so gut eingeteilt werden, daß keine Wartezeiten entstehen.

Aber die Medizin ist vielschichtiger – und die Zeit ist begrenzt. Das erfordert optimale Einteilung. Auch ein Patient mit »nur« funktionellen Beschwerden ist krank. Aber ihm kann oft doch schnell geholfen werden. So bleibt Zeit für Schwerkranke, die mehr Zuwendung brauchen.
Ich möchte Verständnis für die Ärzte schaffen, die sich unkonventioneller, aber erfolgreicher Methoden bedienen, obwohl sie von ihren ärztlichen Kollegen dafür mit Spott und Häme überschüttet werden. Und ich werbe auch um Verständnis für jene, die es nicht besser wissen: Weil sie eingebunden sind in eine erstarrte Kommandomedizin, die von immer mehr Bürokraten verantwortet wird, und aus der es nur schwer ein Entrinnen gibt.

Ich möchte die Patienten ermutigen, gemeinsam mit ihren Ärzten gegen all die Mechanismen und Institutionen zu kämpfen, die verhindern, daß ihnen optimale Hilfe zuteil wird.
Ich möchte aber auch die Kollegen, die in ihre Kassenpraxis eingebunden sind, ermuntern, sich mit noch nicht allgemein üblichen Methoden zu beschäftigen und sie zum Wohl ihrer Patienten in ihre Praxis einzuführen. Besonders möchte ich sie auffordern, sich auf das zu besinnen, für das sie als Ärzte angetreten sind: zu heilen und zu helfen. Das bedingt, daß sie wieder die Therapie in den Mittelpunkt ihrer ärztlichen Arbeit stellen.
Ich möchte die Ärztinnen und Ärzte auffordern, sich gegen die absurde Medizin-Bürokratie zur Wehr zu setzen, einen mächtig angeschwollenen Popanz, der unsere Arbeit behindert. Ich möchte, daß sie Vorschriften und Reglementierungen ablehnen, die von den Funktionärsmedizinern erdacht und praxisfern sind.
Ich möchte, daß nicht unser gesamtes ärztliches Tun vorwiegend unter juristischen Aspekten betrachtet wird, sondern daß man anerkennt, daß wir primär helfen und heilen wollen.
Ich weiß, daß es in Deutschland hervorragende Ärztinnen und Ärzte gibt. Sie sind es trotz unserer Medizinbürokratie und trotz des Kommandotons der von uns leider selbst mit hochgepäppelten Funktionärsebene. Es kann mehr gute Ärzte geben, wenn sie diesen entseelten Apparat überwinden und Ratschläge aus der Praxis annehmen.
An einigen Beispielen möchte ich zeigen, wie – trotz Kassen- und Kommandomedizin – eine Praxis erfolgreich geführt werden kann. Der Begriff »Kommando-Medizin« steht hierbei für die Unteroffiziersebene des ganzen Medizinbetriebs. Wir Ärzte haben uns von den Funktionären und Verwaltungsvirtuosen zu – bestenfalls – Feldwebeln degradieren lassen. Diese Laufbahnebene aber ist meistens Endstation.

Helfen kann nur der Ungehorsam gegenüber der Kommandoebene. Und so möchte ich Vorschläge machen, wie man Menschen auch in einer Zeit helfen kann, in der die unärztliche Verkrustung von Pharmaindustrie/Lehre und Forschung, von Funktionären und Kassen, von Heil und Kommerz, ein ebenso träges wie tückisches Monstrum geschaffen haben, gegen das wir täglich ankämpfen müssen.
Das Aufzeigen der Probleme und deren Lösung erfordert eine offene Sprache. Sie scheint mir ungleich wichtiger als die akademische Form. Manche meiner Kolleginnen und Kollegen im Elfenbeinturm mögen sich verletzt fühlen. Das muß in Kauf genommen werden. Katastropheneinsätze werden nie in Schlips und Kragen ausgeführt.
Alles in diesem Buch ist wahr. Obwohl es manchmal so scheint – nichts ist überzeichnet. Der Alltag ist deutlich genug.
Selbstverständlich wurden Namen* und äußere Umstände so verändert, daß die schutzwürdigen Belange betroffener Personen gewahrt bleiben.

Hamburg, im August 1994

Es ist Ihr Recht, gesund zu sein!

Fast alle Deutschen sind krankenversichert. Meist in sogenannten gesetzlichen Krankenkassen, immer häufiger auch in privaten Versicherungen. Wer sich versichert, möchte, daß ihm im Notfall geholfen wird. Sehr wenige aber denken an den Notfall. Wenn er eintritt, ist es häufig zu spät. Meist erst dann erkennt man die Konsequenzen des Systems – eines Systems, das offensichtlich nicht von Fachleuten gemacht ist, sondern von Interessenvertretern. Ihrer eigenen Interessen oder der ihrer Institutionen, die sie repräsentieren. Deren Interessen sind andere als die der Patienten.

Die Institutionen wollen zum Beispiel Geld sparen, Geld verdienen, Arbeitsplätze schaffen, Rentenansprüche ihrer Mitarbeiter sichern und vieles mehr. Der Patient will nur eins: Gesund werden und gesund bleiben. Dazu braucht auch er einen Interessenvertreter: seinen Arzt.

Der Arzt aber sitzt zwischen den Stühlen. Er hat sich aus der Pflicht, zu heilen und zu helfen, nehmen lassen, er wurde zum Medizinverwalter degradiert. Auch der Arzt hat ein Recht: wieder das zu tun, was sein Beruf ist.

Wenn er sich dieses Recht wiedererkämpft, kämpft er zugleich für das Recht seiner Patienten.

Die Uhrwerk-Medizin

Ein Uhrwerk funktioniert in aller Regel. Auch der Medizinbetrieb funktioniert. Dieses Funktionieren macht nur Sinn, wenn der Patient profitiert. Die Medizinverwaltung aber ist Selbstzweck geworden. Die Räder des Systems greifen so fein abgestimmt ineinander, daß zusätzliche Komponenten nur störend wirken.
Der Hauptstörfaktor ist der Patient. Wenn er in das Räderwerk gerät, dann werden die Abläufe durcheinandergebracht. Das Verwaltungs- und Funktionärssystem ist in der Regel stark genug, Störfaktoren zu ertragen. Besser: zu verarbeiten. Der Patient wird zermahlen.
Viele Zahnräder greifen ineinander. Wer nicht zwischen sie geraten will, muß ihre Funktion kennen.

Die Über-Diagnostiker

»Vor die Therapie haben die Götter die Diagnose gesetzt.« Dieser Grundlehrsatz der Medizin – man könnte auch Binsenweisheit sagen – ist jedem Arzt geläufig. Er könnte Ansporn sein, durch schnelle und zielgerichtete Diagnostik zur wirkungsvollen Therapie zu kommen. Die Wirklichkeit sieht anders aus. Schätzungsweise 90 Prozent aller von den Ärzten ambulant erbrachten *medizinischen* Leistungen sind diagnostischer Art. Nur der klägliche Rest ist – vielfach fragwürdige – Therapie.

Die Kommandos von Oberschwester Ehrentraud

»Einatmen! –––– Ausatmen! –––– Nicht mehr atmen!« Die Kommandos der seligen Röntgenschwester Ehrentraud am Wilhelmsburger Krankenhaus Groß Sand sind mir seit mehr als 20 Jahren ins Gehirn eingebrannt. Leider vergaß sie oft das Kommando »Weiteratmen!« was für den Patienten zwar lebenswichtig, aber für ein gutes Röntgenbild völlig unnötig war.

Die Oberschwester in Diensten der Bonifatius-Gemeinde handhabte diesen Bereich der Medizin virtuos. Sie machte das Fehlen eines ordentlichen Röntgenarztes völlig vergessen.

Hätte es einen solchen gegeben – er hätte die bürokratischen Vorschriften der Röntgenverordnung nicht genauer

einhalten können als Schwester Ehrentraud. Auch ihm wäre das Weiteratmen seiner Patienten vermutlich weniger wichtig gewesen als die Erfüllung der Röntgennorm, bzw. deren Qualitätskontrolle.
Diese wahre Geschichte der Kommandos von Oberschwester Ehrentraud wäre allenfalls eine amüsante Erinnerung, wenn sie nicht so verblüffend scharf unsere seelenlos gewordene Medizin widerspiegeln würde.

Der Labor-»Arzt« – Hauptschalter der Medizin

Ein besonders dramatisches Beispiel dafür, daß das Gesundheitswesen in erheblichem Maße Fachfremde unterstützend erhält, ist das Problem des Laborarztwesens. Es dürfte Einigkeit darüber bestehen, daß die vornehmste Aufgabe des Arztes die Versorgung der Patienten ist. Von Heilung mag man ja schon gar nicht mehr sprechen. Der Labor-»Arzt« aber bekommt im Regelfall während seines gesamten Berufslebens keinen einzigen Patienten mehr zu Gesicht. Am Anfang seiner Laufbahn mag er sich ja noch an klinische Krankheitsbilder erinnern. Aber es kommt schnell die Zeit, in der er eine einzige Qualifikation hat, die ihn über das Gros seiner Berufskollegen hinaushebt: Er weiß jedenfalls in seinem eigenen Labor, wo der Hauptschalter ist, mit dem die modernen Analysemaschinen in Gang gesetzt werden können.
Natürlich könnte diesen Schalter auch der Hausmeister umlegen. Der aber wiederum darf nach der ärztlichen Berufsordnung die von der Maschine ausgeworfenen Befunde nicht unterschreiben. Ob diese Befunde irgendeine Konsequenz haben, danach fragt – jedenfalls im Labor – sowieso kein Mensch. Und so produziert die Maschine computergestützt Befund um Befund, den weder der leitende Labor-»Arzt« noch irgendein anderer dort jemals zu Gesicht bekommt. Bis zu 90 Prozent der aus einem Labor

in die Praxis des tätigen Arztes gelangenden Befunde sind überflüssig. Ich werde das später ausführlich begründen.
Nun weisen die Labor-»Ärzte« mit Recht darauf hin, daß inzwischen die weitaus überwiegende Zahl von Analysen im Rahmen sogenannter Laborgemeinschaften erhoben wird. Das sind Zusammenschlüsse von Ärzten, welche die Blut- (+Urin-)proben ihrer Patienten an Laborabteilungen einschicken, die in der Regel einem Großlabor angeschlossen sind. Der einsendende, also tätige Arzt rechnet die Vergütungen für die Untersuchungen, abzüglich der Laborkosten, selbst mit der Kasse (»über den Krankenschein«) ab. Die »fachliche Aufsicht« aber führt einer der Labor-»Ärzte« des Großlabors. Ich hatte bereits ausgeführt, was fachliche Aufsicht bedeutet: Die Prüfung z. B., ob die Stromkreise im Labor ausreichend abgesichert sind. Zu den Anfangszeiten des Gemeinschaftslaborwesens wurde noch darauf geachtet, daß eine Bestimmung der Abrechnungsordnung eingehalten wurde: jede Leistung mußte vom abrechnenden Arzt selbst erbracht sein. Da man es aber einem Arzt aus Lüneburg beispielsweise nicht zumuten wollte, hinter seinem Laborboten in das Labor nach Hamburg herzufahren und dort die Analysen selbst durchzuführen, beauftragte man einen Kollegen, eben den Facharzt, mit der Untersuchung in eigenem Namen. Besonders Genaue erschienen zusätzlich von Zeit zu Zeit im Labor, um zu dokumentieren, daß sie es zur Not auch selbst könnten.
Nun verstanden es die Labor-»Ärzte« natürlich, sich nur solche Untersuchungen aus ihrer Kompetenz wegnehmen zu lassen, die relativ gering bewertet sind. Lukrative Spezialuntersuchungen blieben selbstverständlich in der Hand des Spezialisten. Das neueste Beispiel hierfür ist die Gier, mit der sich die Labor-»Ärzte« auf den Vorschlag des Gesundheitsministeriums stürzten, aus jeder (!) Blutprobe auch einen HIV-Test machen zu lassen. So unsinnig der Einfall ist, umso sicherer würde er auch den letzten Labor-

»Arzt« zum Multimillionär machen. Ich gönne es jedem, aber bitte nicht auf Kosten der Patienten und der tätigen Ärzte!
Zum Glück verhinderte der Protest der Krankenkassen, daß der Beitragstopf wieder einmal von den Diagnostik-Freaks geleert wurde.
Damit die Spekulationen ein Ende nehmen, sei verraten, daß die oben beschriebene Aufsichtstätigkeit des Spezialisten in einer Laborgemeinschaft, der ich vor vielen Jahren angehörte, mit 500000 (fünfhunderttausend) DM (!) pro Jahr dotiert war. Wir tätigen Ärzte müssen uns schämen, so etwas zuzulassen.
Ganz besonders schämen müßten sich aber die Labor-»Ärzte« selbst, wozu allerdings ein Funke Rest-Ethik Voraussetzung wäre. Erst kürzlich haben sie vom Bundesgerichtshof in einem geradezu schamlosen Ansinnen Recht bekommen: Die bisherige Vergütung war ihnen nicht hoch genug. Es ging konkret um folgendes: Die Kassenleistungen der Ärzte sind »gedeckelt«. Das bedeutet, daß pro Leistungssparte nur eine bestimmte Summe an Honorar ausgeworfen wird. Vereinfacht heißt das: Für einen bestimmten Zeitraum sind das z. B. 100 Millionen Mark an Labor-Leistungen. Wenn in diesem Zeitraum eine Million Analysen durchgeführt worden sind, so wird jede Analyse mit zehn Mark vergütet. Wenn aber zwei Millionen Analysen durchgeführt wurden, so ist die Einzeluntersuchung nur noch fünf Mark wert. An sich gerade für den Labor-»Arzt« ein gutes System. Wenn sehr viele Analysen angefordert werden, kommt der Labor-»Arzt« vielleicht irgendwann einmal in den Bereich, in dem die Arbeit beginnt und sei es in Gestalt der Eingabe der »Leistung« in den Computer.
Die Schamlosigkeit liegt darin, daß ausgerechnet diejenigen, die es am wenigsten berührt, geschrien haben, das System müsse gekippt werden. Der Skandal ist, daß der BGH (Bundesgerichtshof) ihnen Recht gegeben hat. Von einer

gewissen Chuzpe zeugt dessen Argumentation, was beweist, daß kein Argument zu dumm ist, um nicht bei einem deutschen Richter Gehör zu finden: Die Labor-»Ärzte« wiesen nämlich darauf hin, daß sie schließlich die Zahl der in Auftrag gegebenen Laborleistungen nicht beeinflussen könnten. Als ob sich der tätige Arzt aussuchen könnte, wie oft er vom Patienten um Rat gefragt wird. Und wenn die tätigen Ärzte statt zwei Millionen Mal im Vergleichszeitraum acht Millionen Mal befragt werden, dann ist die einzelne Beratung eben statt acht Mark nur noch zwei Mark wert.

Der Richterspruch des Bundesgerichtshofes zu diesem Labor-»Arzt«-Thema ist ein Schlag ins Gesicht derjenigen, die sich seit Jahren um eine leistungsgerechte Honorierung bemühen. Seit Jahrzehnten wird darauf hingewiesen, daß die technische Leistung gegenüber der eigentlichen ärztlichen Leistung zurückgestuft werden müßte. Oder anders: die Patientenzuwendung muß endlich wieder – wie zu Paracelsus' Zeiten – im Vordergrund stehen. Ich gehe weiter und wiederhole hier eine Forderung, die ich seit Jahren stelle. Eine Forderung, die der heutige Apparatemediziner fürchten muß wie der Teufel das Weihwasser: *Die Einführung des Erfolgshonorars.* Ich werde das Prinzip später erläutern.

Der Ritt auf der Gebührenordnung – die Hohe Schule des Absahnens

Die gegenwärtige ärztliche Tätigkeit ist weit entfernt von dem offenkundig vernünftigen Prinzip, nur das Sinnvolle zu tun. Heute ist es so: Ein Patient ist seit Jahren in hausärztlicher Behandlung wegen peripherer arterieller Durchblutungsstörungen (»Schaufensterkrankheit«). Er bekam 10 Jahre lang das Präparat Fatal 400* 3 x 1, und seit acht Jahren bekommt er Fatal 600* 2 x 1. Seit 18 Jahren rechnet sein Arzt für ihn für die Beratungen und Untersuchungen (Labor, EKG) pro Quartal im Durchschnitt 40 DM ab, was wahrhaftig wenig ist, wenn man bedenkt, daß sich manche Beratung über eine Stunde erstreckt, weil sie auch den Ärger mit der Schwiegermutter und dem bei den Lehrern verhaßten Sohn einschließt. Der Patient fühlte sich über 18 Jahre lang gut betreut (»Mein Arzt nimmt sich Zeit für mich!«), und über das Honorar (manchmal 8,15 DM für eine Stunde) machte er sich keine Gedanken. Aber plötzlich wird ihm bewußt, daß er nun seit Jahrzehnten Fatal * schluckt und nicht einen Schritt weiter schmerzfrei laufen kann.

Und nun hält er den Zeitpunkt für gekommen, einmal einen Spezialisten aufzusuchen. Er geht also zum apparativ bestens ausgerüsteten Internisten und schildert seine Beschwerden: »Immer, wenn ich 50 Meter gelaufen bin, tut's in der Wade weh, mein Hausarzt sagt, ich hätte Durchblutungsstörungen. Laboruntersuchungen sind regelmäßig gemacht worden, aber es ist alles in Ordnung.« Und er hört anstelle der einzig sinnvollen Frage »Rauchen Sie oder haben Sie geraucht?« folgendes: »Na, das wollen wir doch mal sehen. Da haben wir hervorragende diagnostische Möglichkeiten, wir fangen gleich mit einem Oszillogramm an.«

Die Oszillografie ist eigentlich eine überholte Methode, aber das Gerät ist vorhanden, und die Untersuchung wird bezahlt. Der Befund ist: Periphere arterielle Durchblutungsstörungen. Danach wird eine Sonografie durchgeführt, also die Ultraschalluntersuchung. Ergebnis: Dasselbe. (Vergleiche auch die alte Underberg-Werbung: semper idem = immer das Gleiche). Ganz wichtig ist danach die Laboranalyse.

»Aber Herr Doktor, das ist doch in der letzten Woche gerade gemacht worden.«

»Gut, dann haben wir wenigstens einen Vergleich.«

»Soll ich die Befunde besorgen?«
»Nicht nötig, das ist nicht so wichtig.«
Bei der Besprechung wird dem Patienten einige Tage später eröffnet, daß er eine »leicht erhöhte Blutsenkung« habe. Und der Internist:
»Da müssen wir doch mal in Richtung Rheuma forschen. Haben Sie irgendwelche Knochen- oder Muskelschmerzen?«
»Ja wenn ich lange gesessen habe, dann tut's im Kreuz weh, aber das ist schnell vorbei. Aber manchmal, wenn ich lange im Bett gelegen habe, tut mir der Nacken weh.«
»Und die Brust?«
»Ja, manchmal auch die Brust.«
»Da müssen wir gleich mal ein Belastungs-EKG machen lassen. Und dann lassen Sie sich gleich eine Überweisung zum Röntgen geben.«
Der Patient strampelt also auf dem Ergometer-Fahrrad. Es findet sich eine vollkommen harmlose Extrasystole, die Anlaß zur Durchführung eines Langzeit-EKGs gibt. Nachdem er die Datenfernübertragungseinheit abgeschnallt hat (Kurzform des eine Seite umfassenden Originalbefundes: Keine wesentlichen Schädigungszeichen), begibt sich der Patient zum Röntgen der Hals-, Brust- und Lendenwirbelsäule. Das Ergebnis jagt ihm einen gehörigen Schrecken ein:
»Abgelaufene Scheuermannsche Erkrankung. Degenerative Wirbelsäulenveränderungen, entzündliche Genese nicht sicher auszuschließen. Unter Berücksichtigung der Fragestellung »Polyarthritis?« erlaube ich mir ein Ganzkörperskelettszintigramm zu empfehlen, was nach telefonischer Terminvereinbarung hier jederzeit gern durchgeführt werden kann.«
»Selbstverständlich, Herr Kollege.«
Das Ergebnis. »Kein Anhalt für entzündliche Veränderungen. Da die vom Patienten geklagten Schmerzzustände somit röntgenologisch nicht geklärt werden kön-

nen, erlaube ich mir, die Vorstellung beim Neurologen zu empfehlen.«
Es geht heute kein Patient mehr beim gut ausgerüsteten Neurologen aus der Tür, ohne daß nicht ein EEG (Messung der Hirnströme) und ein EMG (Messung der peripheren Muskel-/Nervenaktivität) durchgeführt worden wäre. Da diese Messungen in unserem Fall ohne wesentlichen Befund bleiben, schließt sich auf Grund der Anamnese eine Doppleruntersuchung der hirnzuführenden Gefäße an: »Durchblutung altersentsprechend.«
Manchmal ist dann Schluß mit der Untersucherei, aber es kann sein, daß der Patient äußert: »Früher hatte ich immer Kopfschmerzen, wenn ich . . .« Die geplante Vollendung ». . . wenn ich nur an einen Neurologen dachte«, wird abgewürgt durch das Kommando: »Dann müssen wir mal eine Computertomografie machen lassen.«
Und wieder ist der Patient beim Röntgenarzt. Aber einige Tage später ist er wieder beim Internisten, und er berichtet erfreut, daß alle bisherigen Untersuchungen nichts Besonderes ergeben hätten. Allerdings – die gründliche Diagnostik, wie er sie bisher überhaupt noch nie erlebt hätte, sei ihm, der Doktor möge verzeihen, wohl etwas auf den Magen geschlagen. Insbesondere bei der Kernspintomografie, die sich an die normale Computertomografie angeschlossen habe, sei ihm sogar etwas übel geworden.
»Ja, da sollten wir aber doch gleich eine Röntgenuntersuchung des Magens machen lassen – keine Sorge, die machen wir selbst.«
Befund: »Starke Versaftung, gute Peristaltik. Befund spricht für eine Gastritis. Zur Sicherung der Diagnose Magenspiegelung angezeigt, die machen wir dann im nächsten Quartal. Und hinterher dann gleich eine Darmspiegelung, dann wissen wir genauer Bescheid. Jetzt wollen wir uns erst einmal über die bisher erhobenen Befunde unterhalten.«
Zur Erinnerung: Der Patient ist zu diesem Spezialisten ge-

kommen, weil er über Jahrzehnte ein wirkungsloses Präparat eingenommen hatte, und er wollte wissen, ob es noch eine andere Möglichkeit gäbe, seine bekannten arteriellen Durchblutungsstörungen zu heilen, oder deren Auswirkungen zu lindern. Statt dessen erfährt er nach vierwöchiger Diagnostik, bei der mehrere tausend Mark verbraten worden sind: »Nach unseren Untersuchungen sind Sie ganz gesund. Nur: Sie können wirklich nur 50 Meter schmerzfrei laufen.«

»Und was soll ich nun tun?«

»Fatal 600 2 × 1. Ich schreibe Ihnen eine größere Packung auf.«

Was hier wie Kabarett erscheint, spielt sich tatsächlich so oder ähnlich in vielen Praxen der sogenannten Spezialisten täglich ab.

Cholesterin!
Mit Blutfett »fett« werden

Den Gipfel der Schamlosigkeit haben andere erreicht. Diejenigen nämlich, die durchgesetzt haben, daß das unselige Prinzip »Untersuchen um des Untersuchens (=Verdienens) willen« kaum noch in Frage gestellt wird. Ich spreche wieder einmal von den Labor-»Ärzten«. Je weiter sie sich vom Arztsein weg hin zur Geschäftsführer-Tätigkeit ihrer Analysefabriken entwickelt haben, umso gleichgültiger ist ihnen häufig, was sie mit den Befundergebnissen bei den Patienten Verhängnisvolles auslösen.

Das klassische – und besonders dramatische – Beispiel ist die seit Jahrzehnten aktuell gehaltene »Cholesterin-Frage«. Eine kleine Gruppe – an der Spitze der Bewegung natürlich die Labor-»Ärzte« – hat es verstanden, das große Feuer der Angst zu entfachen – und zu schüren. Bei den Patienten – und ihren verunsicherten Hausärzten.

Cholesterin! Das Wort wird von Patienten (und Ärzten!) so oft benutzt, daß es Anspruch auf das »Wort des Jahrhunderts« erheben könnte. Es wäre der Ehre zuviel.
Die Blutfett-Normwerte wechseln seit Jahren schneller als der Computer drucken kann, und trotzdem ist der Cholesterinwert einer der Parameter, die im Rahmen des »Gesundheits-Check-Up«, der fast jedem Patienten alle zwei Jahre zusteht, erhoben werden. Liegt der Wert über einem willkürlich definierten Normalwert, so soll sich eine Differenzierung des HDL-(»Schutzcholesterin«) Wertes und des LDL-Wertes (»schädliches Cholesterin«) anschließen. Wenn man einmal damit anfängt, so hat man wieder einen Patienten auf das Cholesterin-Gleis geschoben: Er wird jetzt regelmäßig seine Werte überprüfen lassen, ohne irgendeine ärztlich gesicherte Konsequenz.
Ich meine hierbei natürlich solche Patienten, die nicht unter extremer, wirklich krankhafter Fettsucht leiden. Dem Patienten aber mit einem Übergewicht von zehn oder auch zwanzig Prozent, der einen »Cholesterinwert von 240« hat, weiß ich gar keinen Rat zu geben. (Bemerkenswert ist im übrigen, daß sich die Wertangaben so verselbständigt haben, daß schon gar keine Maßeinheiten mehr benannt werden). Es kann passieren, daß in einem einzigen Heft einer renommierten medizinischen Zeitschrift sich ein Fettstoffwechselpapst darüber ausläßt, daß ein solcher Wert für den Patienten höchste Gefahr bedeutet. Wenige Seiten weiter berichtet ein anderer Papst von einer Untersuchung, mit der er und seine Mitarbeiter herausgefunden haben, daß solche Werte nichts, aber auch gar nichts, bedeuten. Und am Schluß des Heftes weist der dritte Papst mit Vehemenz darauf hin, daß Patienten mit hohen Cholesterinwerten zum Beispiel besser vor Krebs geschützt seien.
Das bedeutet nun nichts anderes, als daß ich – egal was ich mit dem Cholesterinwert des Patienten mache – einen Kunstfehler begehe. Glücklicherweise einen, der nicht

aufgedeckt werden kann. Aber ich kann weiter analysieren und diagnostizieren, wie es dem Patienten gefällt. Und natürlich ganz besonders dem Labor-»Arzt«.
Nach einer neuen Untersuchung zur Einkommenssituation der Ärzte versteuert der Röntgenarzt – auch er in der Regel ein reiner Diagnostiker – im Durchschnitt das dreifache dessen, was der vor Ort tätige Arzt, also normalerweise der Allgemeinarzt, Praktiker, in Ausnahmefällen der Internist, versteuert. Der Labor-»Arzt« wurde gar nicht erst genannt, vermutlich, weil er den Rahmen vollends sprengt. Der Vollständigkeit halber: Es ist das Vierfache (!). Für einen Tätigkeitsbereich, den ich oben genauer umrissen habe. Und der jedenfalls viel Zeit für lukrative Neben- (Haupt-?) einnahmen läßt. Wenn der tätige Arzt sich in der Sprechstunde gegen elf Uhr zum zwanzigsten Mal überlegt, ob er sich gerade um Kopf und Kragen verschreibt, macht sich der sich eigentlich als Handelschemiker verstehende Labor-»Arzt« in seinen Nachbarbetrieb auf, um den Weinbrand »Doktors Bester«(*) (aus der eigenen Brennerei stammend?) zu analysieren. Was ohne Zweifel noch lukrativer, jedenfalls wohlschmekkender, ist, als die im Haupt-(Neben-?)beruf zur Not vorzunehmende Urinanalyse.

Der ganze Mensch – ausreichend für viele Ärzte

Ich kannte eine Praxis in einer norddeutschen Großstadt, die ein Orthopäde zusammen mit seiner geschiedenen Frau, einer Hals-Nasen-Ohren-Ärztin, als Praxisgemeinschaft führte. Bei der Abrechnung war die eheliche Einigkeit wieder da. Wurde ein Patient wegen eines akuten Ischias-Schmerzes zu diesem Orthopäden geschickt, so kniff der auch gleich noch einmal in den Halsmuskel, was jedem weh tut, auch wenn er kerngesund ist. Hier aber schuf das Brimborium die Voraussetzung, die HNO-Ärztin zu befragen, ob der geäußerte »Kopfschmerz« nicht durch eine Erkrankung der Nasennebenhöhlen bedingt sein könnte. Damit war die gesamte Diagnostik des HNO-Fachgebiets (und der Überweisungsschein) eröffnet. Im Gegenzug konnte es passieren, daß ein Heuschnupfen Anlaß zur Frage an den Orthopäden gab, ob den lockeren Handgelenken der häufige Gebrauch des Schnupftuches Schaden zugefügt hatte.

Die Über-Therapeuten

Bei den Über-Diagnostikern ist der Patient am Ende schlauer als zuvor. Ihm wird das Ergebnis der Diagnostik mitgeteilt. Und meistens weiß er dann, daß es ihm schlecht geht. (»Sie können wirklich nur 50 Meter schmerzfrei laufen!«) Der Patient im Räderwerk der Über-Therapeuten erfährt meist nicht, daß die Therapie schlecht war. Weil er tot ist. Und weil er bis zuletzt an sie geglaubt und seinem Arzt vertraut hat. Die Krebsbehandlung ist das beste Beispiel. Weniger dramatisch für den Patienten, aber umso belastender für das gesamte Gesundheitssystem ist die überflüssige Therapie. Sie ernährt im einfachsten Fall den Apotheker. Die Hochschule der »Über-(fluß)-Therapie« ist geradezu eine Mastanstalt für den Über-Therapeuten.

Der Kassen-Hai: elegant und gefräßig

Es gibt tatsächlich Großunternehmer unter den Ärzten. Gerade wenn man die Nebendisziplinen betrachtet. Besonders profitabel kann es sein, unbedeutende Abweichungen von der Norm als Krankheit oder jedenfalls gesundheitsgefährdend zu bezeichnen. Den besten »Dreh« haben die Kieferorthopäden erfunden. Niedergelassene Zahnärzte und Schulzahnärzte sind die besten Zulieferer: Irgendein Zahn steht bei fast jedem Kind schief. Grund genug, das Kind dem Kieferorthopäden vorzustellen. Von dort aber geht niemand wieder fort, ohne daß ihm nicht eine Zahn- oder Kiefer-Regulierung verpaßt worden wäre:

Mehr oder weniger aufwendige Gestelle aus Plastik, Stahl und Edelmetallen, die ihre Träger zur Verzweiflung treiben können. Das Prinzip »Lieber ein schiefer Zahn als eine unglückliche Kindheit« lassen die kieferorthopädischen Drahtzieher und Plasteure nicht gelten. Und so werden ganze Schulklassen geschlossen ins Kieferkorsett gepreßt, auf daß sie nach kieferorthopädischer Einheitsnorm lächeln. Manche Kinder lächeln lange nicht wieder. Fröhlich lacht aber der Kieferorthopäde, der mit Wohlgefallen sieht, wie sein Dutzend Helferinnen nachstellt und schraubt. Bei jedem Kind einmal pro Woche fünf Minuten gedreht – und die Kasse klingelt.
Es bedarf meist erst eines – öffentlichen – Gerichtsverfahrens, damit das ganze Ausmaß der Absahnerei deutlich wird. Wenn es einer aus dieser Randgruppe der Medizin gar zu unverfroren getrieben hat – dann hat die stillschweigende Kungelei der Krankenkassen mit dieser verhätschelten Berufsgruppe ein Ende, und man bemüht das Gericht. Was von den Kassen besonders perfide ist, denn sie sind es ja, die von ihren »Experten« die Abrechnungsbestimmungen haben ausarbeiten oder absegnen lassen. Sie haben es zugelassen, daß ein Drittel aller im ambulanten Behandlungsbereich aufgewendeten Kosten von der Mundhöhle – im wahrsten Sinne des Wortes – aufgefressen wird. Also von den Zahnärzten. (Quelle: Der Spiegel, 1991). Damit das mit einwandfreier Kosmetik geschieht, wird die – therapeutisch eigentlich wenig bedeutende – Randgruppe der Kieferorthopäden besonders gehätschelt.
Man muß es sich noch einmal vor Augen führen: Ein Drittel der ambulanten Aufwendungen für die Zahnärzte! Ein Wunder, daß noch niemand durchsetzen konnte, die beiden restlichen Drittel unter den Spezialisten für die anderen Körperöffnungen aufzuteilen. Nach dieser Arithmetik gebührte ein weiteres Drittel den Proktologen (Enddarm-Ärzten) und das letzte schließlich

den Gynäkologen und Urologen. Alle anderen Disziplinen gingen leer aus. Darunter so traditionelle, wie Internisten und Chirurgen.
So, wie der Orthopäde häufig als »Facharzt für das Unheilbare« herhalten muß – so könnte der Kieferorthopäde als »Fachzahnarzt für das Unbedeutende« gekennzeichnet werden. Jedenfalls in der weitaus größten Zahl der Fälle, in denen die geringfügigen Abweichungen von der Norm keine wirklichen funktionellen Auswirkungen haben. Die Randgruppe der Kommando-Medizin aber kassiert schamlos wie kaum eine zweite. Als in einem kürzlich stattgefundenen Verfahren ein Kieferorthopäde die 600000-Tausend-Mark-Buße für allzu unberechtigtes Schrauben und Drehen mit einem Lächeln aus der Tasche zog, wurde es erneut deutlich. Die Gewinnspannen in dieser Disziplin sind riesig. Jeder Kieferorthopäde erschraubt sich pro Jahr zwischen einer und fünfzehn (!)Millionen.

Ärzte ohne Rückgrat: Knechte der Verwalter

Nicht nur Pavarotti, auch der Provinz-Tenor wird dafür bezahlt, daß er schön singt und nicht danach, wie oft er während des Vortrags Luft geholt hat. Der Provinz-Arzt aber ist in der Regel weit von dem Wunsch entfernt, für einen Künstler gehalten zu werden. Selbst der Chefarzt einer bedeutenden gynäkologischen Abteilung verstand sich eher als Erfüllungsgehilfe der Verwaltung, wie folgendes Beispiel zeigt.
Vor einigen Jahren hatte ich ein Treffen zwischen Dr. Ewald Mattausch*, damals 47 Jahre alt, dem Chefarzt der gynäkologisch-geburtshilflichen Abteilung eines mittelgroßen Krankenhauses, und Professor von Ardenne arrangiert. Ich hatte Hinweise erhalten, nach denen der Gynäkologe der Sauerstoff-Mehrschritt-Therapie (SMT) wohlwollend gegenüber stand. Professor von Ardenne und

ich hatten Interesse daran, in einer geburtshilflichen Abteilung an einer Vielzahl von Patientinnen die positiven Auswirkungen der SMT während der Geburt untersuchen zu lassen. Die SMT schafft die Energie, die während der Geburt benötigt wird, so daß in aller Regel die Entbindung verkürzt wird, weil die Gebärende mit größerer Kraft pressen kann. Durch die bessere Sauerstoffzufuhr bildet jede Zelle mehr »energiereiche Phosphate«. Das sind die »Brennstoffe des Organismus«. So funktionieren die Zellen besser, und besonders die Muskeln arbeiten kräftiger und ausdauernder. Dadurch gibt es für Mutter und Kind nur Vorteile. Meine Frau hatte unser drittes Kind unter Zuhilfenahme der Sauerstoff-Mehrschritt-Therapie bekommen und war begeistert. Ich war als Geburtshelfer schon vorher überzeugt gewesen. Das Treffen mit dem Gynäkologen mußte Erfolg haben.
Dr. Mattausch hatte den ärztlichen Direktor des Krankenhauses, den Internisten Prof. Klopfer*, zu dem Gespräch hinzugebeten. Zunächst dachte ich, um Professor von Ardenne als berühmter Person der Zeitgeschichte die Ehre zu erweisen. Ich hatte mich getäuscht: Dr. Mattausch wollte später einen Zeugen dafür, daß er nichts falsch gemacht hatte. Professor von Ardenne legte los. Mitreißend berichtete er von den Wirkungen der Sauerstoff-Mehrschritt-Therapie: »Tausende von Kaiserschnitten können vermieden werden, wenn die SMT als Routine-Methode während der Geburt eingesetzt wird . . .«, und schließlich: »Wir haben *Sie* auserwählt, diese Pioniertat zu vollbringen!«
Dr. Mattausch schien befürchtet zu haben, daß er hier zu Höherem berufen werden sollte. Er kam ins Stottern, als er erwiderte: »Ich kann doch nicht eine Therapie in meine Abteilung einführen, die noch nicht allgemein üblich ist. Ich bin schließlich dem Krankenhausträger verpflichtet. Was würde denn die Verwaltung sagen?« Professor Klopfer lächelte wohlwollend zu diesen Worten.

Und Professor von Ardenne erkannte, daß ich die falschen Partner ausgewählt hatte.
Professor von Ardenne schloß das Gespräch mit folgenden Worten: »Ich habe mir die ganze Zeit, während ich Sie hier beobachtet habe, überlegt, wie Geheimrat Sauerbruch auf mein Angebot reagiert hätte. Ich bin sicher, daß er mit großer Freude darauf eingegangen wäre. Das war ein hochmotivierter Arzt. Aber die Zeit der motivierten Ärzte scheint vorbei zu sein.«
Chefarzt Dr. Mattausch bestätigte diese Auffassung, indem er sich eilig verabschiedete, »um den Scheidenstumpf einer Privatpatientin zu pudern«.
War Dr. Mattausch primär ein Zauderer oder Ignorant? Für einen operativ tätigen Arzt kaum denkbar. Er muß durch das System so geworden sein. Er bekam sein Chefarztgehalt und die Privathonorare dazu, gleichgültig, ob er besonders gute Arbeit leistete oder den Standard. Auch die erste Durchführung einer »SMT-Geburt« in Hamburg hätte ihm zunächst keinen Pfennig mehr gebracht, und später vielleicht nur unnötig mehr Arbeit.

Die Pharmaindustrie: Kleine Geschenke erhalten die Freundschaft

Forschung muß finanziert werden. Ganz klar. Und wir haben der industriegestützten Forschung eine Vielzahl heute unverzichtbarer Medikamente zu verdanken. Die Frage aber lautet: Darf jeder marketing-erprobte Trick recht sein, um die benötigten Gelder zu beschaffen? Und wer kontrolliert eigentlich das Verhältnis von Unternehmensgewinn/Forschungsausgaben?

Aspirin und Gummibärchen

Wer mit der Lufthansa fliegt, kann sich die Taschen und den Magen vollstopfen: mit Proben vieler Firmen. Die Leckereien sind der Jahreszeit angepaßt. Mal gibt es halbgefrorenen Joghurt von DelMone*, dann wieder Gummibärchen als Osterhasen verkleidet. Beim Abflug in Nürnberg werden die berühmten Lebkuchen gereicht.
Die von den Herstellern finanzierten Aufmerksamkeiten haben nur den einen Sinn: Die Beschenkten an das Produkt zu gewöhnen und so neue Kunden zu gewinnen. Diese Masche ist in der konsumorientierten Gesellschaft unbedenklich und legitim. Sie wird zum Skandal, wenn sie, geschickt abgewandelt, in das Gesundheitssystem eingebracht wird.
Die Krankenhausapotheker sind das Ziel industrieller Begierde. Auch sie unterliegen natürlich dem von der Krankenhausverwaltung kontrollierten Wirtschaftlichkeitsgelöbnis. Hier setzen die Pharma-Markstrategen an. Sie

überlassen dem Krankenhaus etwa ihr Uralt-Präparat Fossil* zum Dumpingpreis. Fossil enthält einen sogenannten Säureblocker, der bei Magengeschwüren sinnvoll sein kann. Als Fossil auf den Markt kam, wurde es zu einem aberwitzig hohen Preis, der von den Ärzten akzeptiert werden mußte, weil die Fossil-Therapie als modernster Standard galt, verkauft. Der Standard hat sich inzwischen geändert – der Preis für Fossil nicht. Und es gibt inzwischen viele Präparate, die den gleichen Inhaltsstoff haben: Cimetidin. Der entscheidende Unterschied: die Hersteller geben ihr Cimetidin viel billiger ab. Das ist möglich, weil die Schutzrechte der Entwicklungsfirma, die sich dank ihrer Monopolstellung eine goldene Nase verdient hat, abgelaufen sind. Nach den Gesetzen der Marktwirtschaft wäre das hochpreisige Fossil erledigt.
Fossil kann weiterhin ein Umsatzrenner sein, wenn geschickt ins Räderwerk eingegriffen wird: Dumpingpreise und freundschaftliche Gesten für den Krankenhausapotheker. Dieser überzeugt die Krankenhausärzte, daß Fossil auf Grund seiner Galenik (Zubereitung, die etwa die Wirkstoffreisetzung steuert) allen anderen Präparaten weit überlegen sei. Der Erfolg tritt mit Sicherheit ein: in jedem Entlassungsbericht des Krankenhausarztes an den niedergelassenen Arzt wird bei Patienten mit Magengeschwürskrankheit die Verordnung von Fossil empfohlen. Und der Patient, der die Zusammenhänge nicht kennen kann, fordert: »Fossil, nicht das billige in der weißen Pakkung, was Sie mir neulich verordnen wollten.«
Der Hausarzt hat zwei Möglichkeiten. Er klärt den Patienten darüber auf, daß das billige Präparat identisch ist. Das kann bei kritischen Patienten eine halbe Stunde dauern: Honorar acht Mark fünfzehn. Da wählt der Hausarzt – wie vom Pharmariesen gewünscht – die schnelle Variante: Fossil. Nur: Macht er das zu oft, überschreitet er den ihm zugestandenen Durchschnitt von Verordnungskosten. Später werden ihm Tausende von Mark vom

Honorar abgezogen. Das interessiert dann aber niemanden mehr.
Der Vollständigkeit halber: Der Pharmariese braucht natürlich den Krankenhausapotheker nicht unbedingt. Man schenkt dem Chefarzt der inneren Abteilung direkt die nötige Aufmerksamkeit. Ein Uhrwerk läuft auch mit einem Rädchen weniger.

Die Linsengerichte der Pharmaindustrie

Der Patient befindet sich heute in der Mangel des industriegestützten Medizinbetriebs. Leider sind sich viele Ärzte nicht zu schade, ihre Patienten für die Linsengerichte der chemischen Pharmaindustrie zu verraten.
Der Gabentisch ist ja reich gedeckt: Jeder einschlägig tätige Arzneihersteller zahlt dem klinisch tätigen Versuchsleiter für die Erstellung der Studie zur möglichen Wirkung seiner neuen pharmakologischen Substanz 2000 bis 3000 Mark pro Patient! Bei einer Versuchsgruppe von 30 bis 50 Patienten entspricht das einer Alimentierung von 60 bis 150000 Mark. Fürwahr ein fürstliches Handgeld für die Theoretiker der Medizin. Vor allem aber ein Skandal, wenn man die Konsequenzen für die Patienten bedenkt.
Ein besonders krasses Beispiel: Vor Jahren reisten die Vertreter eines bedeutenden Pharmaherstellers, der Tochtergesellschaft eines deutschen Weltkonzerns, mit einer sensationellen Entdeckung durch die Praxen: Nicht mehr die 400-Milligramm-Zubereitung der Substanz Pentoxifyllin sei der moderne Standard der Therapie von peripheren arteriellen Durchblutungsstörungen – also dessen, was gemeinhin als Schaufensterkrankheit bekannt ist. Ich sagte es schon: Patienten mit dieser Erkrankung können nur eine mehr oder weniger kurze Wegstrecke schmerzfrei gehen. Sie tarnen diesen Zustand, indem sie stehenbleiben und die Schaufensterauslagen betrachten. Eine Möglich-

keit, die natürlich nur in der Stadt gegeben ist. Solche Patienten machen aber auch kaum Spaziergänge über Land.
Um zu einem wirklichen therapeutischen Erfolg zu kommen, verkündeten die Repräsentanten der Industrie, müßten wir jetzt die 600-Milligramm-Zubereitung verordnen. Professor Dr. Schardow*, der berühmte Internist von der Universität Frankfurt am Main, habe festgestellt, daß Patienten, die täglich zwei Tabletten à 600 Milligramm Pentoxifyllin eingenommen hatten, eine auf 300 Prozent verlängerte schmerzfreie Gehstrecke gehabt hätten.
Das allein klang schon unglaublich. Das Erstaunen bekam noch ganz andere Dimensionen, als der Vertreter verkündete, daß dieser Erfolg nach sechswöchiger Behandlungsdauer eingetreten war. Gleichzeitig mit dieser exklusiven Information, die zunächst nur einem »ganz begrenzten Kreis von Ärzten, denen wir eine besondere Wichtigkeit beimessen«, zugänglich gemacht wurde, überreichte der Vertreter als »Dank für Ihre bisherige Leistung bei der Verordnung unseres Präparats« ein aufwendiges, teures Buch über Fließeigenschaften des Blutes, über krankhafte Veränderungen bei Durchblutungsstörungen und über deren Behandlung. Der Bildband stammte vom »Papst der Blutphysiologen«, dessen zweifelsfrei vorhandene Objektivität durch die Firmenaufkleber mit dem Präparatenamen in schändlicher Weise mißbraucht wurde. Dieser »Dank« war der Firma pro Exemplar 500 Mark wert, und ich schäme mich heute, daß ich es angenommen habe.
Die Wahrheit, die damals nur zu vermuten war, ist nämlich, daß Pentoxifyllin, egal ob in der 400-Milligramm oder der 600-Milligramm-Form bei oraler Verabreichung, also bei Tabletteneinnahme, vollkommen wirkungslos ist! Über mehr als 20 Jahre habe ich die »Wirkung« von Pentoxifyllin oder anderer chemischer Substanzen, die gleich wirken sollen, beobachtet. In dieser Zeit habe ich nicht einen Patienten getroffen, der nach mehrwöchiger, mehrmonatiger, jahre-, in Einzelfällen jahrzehntelanger Ein-

nahme auch nur einen einzigen Schritt weiter hätte schmerzfrei gehen können.
Warum wurde nun gerade damals – die Verordnung von Pentoxifyllin lief überall auf Hochtouren – diese knallige Verkaufsoffensive gefahren? Die Erklärung ist so unglaublich, daß die Vertreter des betreffenden Weltkonzerns bei einem vorhandenen Rest-Ethos der Ärzte von diesen Hausverbot hätten bekommen müssen: Die Schutzrechte für das Handelspräparat Fatal 400* mit dem Inhaltsstoff Pentoxifyllin 400, liefen aus. Das bedeutete, daß von nun ab jeder pharmazeutische Hersteller die Substanz vertreiben konnte. Klar, daß dies für den Erstvertreiber natürlich regelmäßig einen Umsatzeinbruch bedeutet. Also wurde kurzerhand eine Neuzulassung für Fatal 600* beantragt und schlankweg behauptet, daß die alte Darreichungsform nicht mehr angemessen sei. Damit war wieder für zehn Jahre Ruhe, und das Geschäft konnte weiterlaufen. Bei der Gelegenheit wurde auch gleich dezent auf die sogenannte Bioverfügbarkeit hingewiesen. Das ist die Potenz einer Substanz, in den Zellstoffwechsel einzugreifen und damit therapeutisch wirksam zu werden.
Nach meiner Erfahrung unterschieden sich die Präparate mit der nach Angaben des Herstellers größten Bioverfügbarkeit keineswegs von denen des lästigen Konkurrenten. Der Effekt war in beiden Fällen gleich Null. Unterschiedlich war nur die Roßtäuscher-Taktik der verschiedenen Pharmaberater. Exakter: deren Arbeitgeber.

100 = 100 oder 80 + 20

Die Tricks der Pharmariesen sind unerschöpflich. Ein ganz übler fiel vor einigen Jahren einem Salbenhersteller für sein Präparat Billysalb* ein.
Gewöhnlich kommen Salbenzubereitungen in den Pakkungsgrößen »20 Gramm«, »50 Gramm« und »100

Gramm« auf den Markt. Diese Firma aber hatte die Abpackungen »20 Gramm«, »40 Gramm«, »80 Gramm«. 40 Gramm kosteten dabei in etwa soviel wie 50 Gramm eines vergleichbaren Konkurrenzpräparats, und 80 Gramm entsprachen 100 Gramm. Der Arzt, an Standardabmessungen gewöhnt und natürlich unfähig, Zehntausende von Medikamenten hinsichtlich Packungsgrößen und Preisen zu überblicken, schreibt auf sein Kassenrezept für Frau Gudrun Silberstein* wie folgt:

Billysalb 100g.

Der Leser ahnt das Ende der Geschichte. Der Apotheker hat keine 100-Gramm-Tube zur Verfügung, also muß er 80 Gramm + 20 Gramm abgeben. Damit ist der Verkaufspreis, und natürlich der Gewinn, ganz legal um 25 Prozent erhöht. Es freuen sich: Der Pharmaproduzent, der Pharmagroßhandel und der Apotheker. Das Schönste aber ist, daß sich kaum jemand ärgert, weil der Trick nicht durchschaut wird. Derjenige, der als erster Alarm schlagen müßte, der Apotheker, hat kein Interesse. Dem Patienten ist es egal, denn seine Rezeptgebühr bleibt gleich. Und der Gesundheitsminister, wüßte er davon, würde sagen: Sollen die Ärzte doch Packungsgrößen und Preise besser auswendig lernen. Ein weiteres Beispiel dafür, daß von uns nicht ärztliche Kunst, sondern verwaltungstechnischer Ballast gefordert wird.

Den Vorletzten beißen die Hunde

Die Gewinne der Pharmariesen sind enorm, das Risiko ist gering. Und wo ein Restrisiko erkennbar ist, wird es abgewälzt auf den vorletzten Mann in der Kette: den Arzt.

Das Zaubermittel der wundersamen Risikominimierung

heißt »Beipackzettel«. Die jedem Arzneimittel beigefügte Beschreibung sollte eigentlich dazu dienen, dem Patienten die Wirkungsweise des Präparats zu erläutern. Nach seiner Lektüre sollte im Idealfall auch der skeptischste Patient überzeugt sein, daß ihm sein Arzt das Richtige verordnet hat.

Der Beipackzettel bewirkt meistens etwas anderes: die Patienten nehmen das Medikament nicht ein. Oder sie wenden sich angstvoll wieder an ihren Arzt. Manchmal mit den vorwurfsvollen Worten: »Wollen Sie mich umbringen, Herr Doktor?«

Denn ein Patient mit einer eitrigen Mandelentzündung, dem ich Penicillin verordnet habe, hat vielleicht folgendes gelesen: (aus dem Beipackzettel 993 P 1476 530/4 VP 206 B1 16536 8T1 der ratiopharm GmbH & Co)

»Eine mögliche Kreuzallergie mit anderen Beta-Lactamantibiotika (außer den Monobactamen) ist zu beachten.«

Natürlich muß der Arzt bei jedem Mittel, das er verordnet, gewärtig sein, daß der Patient darauf allergisch reagiert. Warum aber muß der Patient (»Gebrauchsinformation – Wichtige Information, bitte aufmerksam lesen!«) über Beta-Lactamantibiotika und Monobactame nachdenken?

Die Information über »Anwendungsgebiete« in diesem Beipackzettel umfaßt 12 Zeilen. Demgegenüber stehen 66 (!) Zeilen für die Rubriken »Gegenanzeigen« und »Nebenwirkungen«. Wer sich traut, liest folgendes:

»Gelegentlich kommt es zu Hautausschlägen (Exanthemen) und Schleimhautentzündungen, besonders im Bereich des Mundes, selten vorübergehend zu trockenem Mund und Geschmacksveränderungen.«

Und weiter:

»In Einzelfällen kann es zum lebensbedrohlichen anaphylaktischen Schock kommen.«

Aber die ratiopharm GmbH & Co hat Trost bereit, die Situation kann beherrscht werden. Wenn der Patient folgende Anweisung an seinen Arzt weitergibt:

»Bei den ersten Anzeichen (Schweißausbruch, Übelkeit, Zyanose):
- venösen Zugang schaffen ...
- Kopf - Oberkörper - Tieflage
- Atemwege freihalten ...
- sofort Epinephrin (Adrenalin) i. v. ...
unter Puls- und Blutdruckkontrolle langsam injiziert.«
Dabei aber:
»Cave Herzrhythmusstörungen!«. Das ist die dringende Empfehlung an den Arzt, bei der Behandlung des allergischen Schocks den Herztod zu vermeiden.
Ich möchte nicht in der Haut des unglücklichen Kollegen stecken, dem trotz vollkommen korrekter Schockbehandlung ein Patient gestorben ist. Der Staatsanwalt wird den Beipackzettel präsentieren und fragen:
»Haben Sie denn eine mögliche Kreuzallergie mit anderen Beta-Lactamantibiotika (außer den Monobactamen) beachtet?«
Und der Hausjurist des Pharmagiganten wird sich auf die Schulter klopfen und sagen: »Ein Glück, daß wir auch diese absurde Eventualität berücksichtigt haben.«
Zugegeben - ein Schreckens-Szenario, wie es kaum vorkommen dürfte. Eine Geschmacksirritation nach Penicillin-Gabe aber kommt vor. Und der Beipackzettel-aktivierte Patient fragt seinen Arzt unweigerlich: »Wie konnten Sie mir dieses Medikament verordnen, ich hatte doch nur Halsschmerzen?« Der Arzt bittet den Hersteller um Hilfe und fragt, ob das wirklich vorhersehbar gewesen sei. Und von dort kommt die Gegenfrage: »Wie konntest Du in diesem Fall unser Penicillin geben, wir hatten doch auf die Gefahren hingewiesen!«

Vorsicht vor antiallergischen Mitteln: Allergien möglich

Aus dem Beipackzettel von Terfemundin:
»... Antiallergikum, Antihistaminikum ...
Anwendungsgebiete ...
Zur symptomatischen Behandlung aller Arten der Allergie ...
Nebenwirkungen ...
Weiterhin gibt es Hinweise dafür, daß sehr selten allergische Hautreaktionen ... auftreten können ...«
Spätestens jetzt fragt man sich, wer verrückt geworden ist. Ich glaube, die Hausjuristen der Pharmariesen.

Die Minenhunde der Pharmaindustrie

Minenhunde sind die ärmsten unter den Geschöpfen. Sie werden über mutmaßlich vermintes Gebiet gehetzt. Mit den Hunden explodieren die Minen, und die nachfolgenden Truppen sind ungefährdet.
Die Hunde glauben treu an ihren Herrn. Auch die Pharmareferenten glauben, für eine gute Sache unterwegs zu sein. Eine bunte Mischung von Biologielehrerinnen, Mathematikstudenten, Chemiedozenten. Manchmal ist einer darunter, der vorher Investmentfonds verkauft hat. Sie alle glauben, daß ihr Weltkonzern sie braucht, um den Menschen optimal zu helfen. Die ersten Zweifel kommen auf, wenn die Schulung durch Verkaufstrainer begonnen hat.
Wer glaubt, daß der Ärzteberater mit dem größten Fachwissen auch tatsächlich den größten Erfolg hat, irrt gewaltig. Es bewahrheitet sich hier vielmehr die alte Verkäuferweisheit, daß Fachwissen beim Verkauf eher hinderlich ist. Dabei ist das Fachwissen der Ärzteberater zum Teil

enorm. Die Verkaufs- und Wissenschaftsstrategen der Firmen leisten in den zwei- bis sechswöchigen Crash-Kursen ganze Arbeit. Der Ärzteberater weiß anschließend sehr überzeugend chemisch zu begründen, daß die OH-Gruppe am Sechserring eine Stelle tieferrutschen mußte, weil dadurch die Bioverfügbarkeit potenziert würde.
Beliebt ist auch das Thema der verzögerten Freisetzung durch die Retardierung. Das heißt: die allmähliche, verzögerte Freisetzung eines Medikaments im Körper. Ein Begriff, der auch in gänzlich andere Bereiche übergegriffen hat.
Ich erinnere mich an einen Beerdigungsredner, der mit Emphase folgendes ausrief: »Als ich heute morgen in der Apotheke war, sagte mir die Frau des Provisors (!), sie könne mir das Präparat Mallol* nur in Retardform geben. So wie diese Tablette ihren Inhalt retardiert (also: nach und nach) abgibt, so hat unser lieber Verstorbener Liebe gegeben: Manchmal nicht merkbar, aber über viele Jahre, und daher in der Summe gleich. Wir wollen ihm dafür danken.«
Mit solch einfachen Beispielen kann auch dem völlig fachfremden Ärzteberater das Wirkprinzip vermittelt werden. Damit er aber wirklich fit wird, wird ein Stab von Psychologen und Verkaufstrainern eingesetzt, der bis hin zum Format des berufsspezifischen Diplomatenkoffers Persönlichkeit antrainiert. (Dieses Utensil wird bald verschwinden müssen: Selbst Lehrlinge der Post schnallen frühmorgens ihren Diplomatenkoffer auf den Gepäckträger. Darinnen ist nichts weiter als das Frühstücksbrot und die BILD-Zeitung.) Im wahrsten Sinne des Wortes wird dem Vertreter zum Beispiel eingebleut, daß die Besuchsanzüge aus farbpsychologischen Gründen Blautöne haben müssen; ein dezentes, nicht allzu leuchtendes Grau tue es ebenfalls. Brauntöne hingegen sind bei den Strategen äußerst unbeliebt und werden allenfalls in der Einführungsphase eines neuen Antidurchfallmittels akzeptiert. So sind

die blauen und grauen Repräsentanten unterwegs. Im Dienste des Fortschritts und der Arzneimittelsicherheit. Nicht jeden Tag kann aber – von welcher Firma auch immer – etwas Neues – eine Innovation – vorgestellt werden. Also werden Packungsgrößen verändert: Der Preis eines Präparats der Firma wird geringfügig reduziert, der eines anderen leicht erhöht, sodaß die Mischkalkulation stimmt. Auch die Information über ein neues und völlig belangloses »Logo« ist so wichtig, daß sie dem Arzt am Montag früh mit Sprechstundenbeginn bombastisch verkündet werden muß. Ich pflege diesen Vertretern klarzumachen, daß ich solche Montagfrühbesuche als Mißachtung meiner Arbeit betrachte und den Betreffenden im Wiederholungsfall überhaupt nicht mehr empfange. Wenn ich gut gelaunt bin, fordere ich den »Berater« auf, ins vollbesetzte Wartezimmer zu gehen und den Patienten zu verkünden: Die Sprechstunde sei geschlossen, sie könnten jetzt nach Hause gehen, weil sich der Doktor heute lieber mit dem Pharmareferenten unterhalten möchte.
Erstaunlicherweise ist den Damen und Herren Pharmavertretern ein Rest an Empfindsamkeit – oder doch Klugheit? – geblieben. Jedenfalls ist noch niemand meinem Vorschlag gefolgt. Die Kosten für die Vertreter gehen natürlich – wie in jedem Unternehmen – in die Kalkulation ein. Da ist jeder Trick recht, den Gewinn zu erhöhen.

Der Arzt als Buchhalter

Das Verschreiben zählt für mich inzwischen zum Unerfreulichsten des ärztlichen Berufs. Ich darf zwar alles verschreiben, was in bestimmten Listen steht, und das sind weit über 70000 Präparate! Aber wenn ich zuviel verordne, greifen mir die Krankenkassen mit ihrem langen Arm, »Kassenärztliche Vereinigung«, ein Jahr bis Jahre nach der Abrechnung in die Tasche und holen sich Tausende von Mark zurück. Die Frage, auf welch wundersame Weise manche Medikamente in die Listen gekommen sind, soll hier zunächst gar nicht näher untersucht werden.
Die Kassenärztlichen Vereinigungen stellen sich zwar als die Interessenvertretungen von uns Kassenärzten dar; in Wirklichkeit sind deren Funktionäre die treuen Büttel der Krankenkassen. Die Situation ändert sich langsam, weil jüngere Kollegen versuchen, etwas zu ändern. Aber das ist ein langer, dorniger Weg.
Die ganze Prüferei wäre überflüssig, wenn man sich eine vernünftige Lösung überlegte. Dazu müssen wir uns die heutige Situation in Einzelheiten verdeutlichen: Das kassenärztliche Denken erfolgt bei den Ärzten ja in Quartalen. Für jeweils ein Quartal werden die Verordnungen zu Lasten der Krankenkassen für jeden Arzt addiert. Dann wird der Rezeptdurchschnitt gebildet, und dieser wird mit dem Durchschnitt der Fachgruppe verglichen. Dann kommt die Mitteilung: »Der praktische Arzt Dr. H. hat für die Versorgung seiner Patienten 35 Prozent mehr an Medikamenten gebraucht als der Durchschnitt seiner Fachgruppe (Allgemeinärzte und Praktische Ärzte). Praxisbe-

sonderheiten konnten nicht festgestellt werden, so daß der Prüfungsausschuß einen Regreß von 10 Prozent der Verordnungskosten für angemessen hält. Herr Dr. H. wird um Überweisung des entsprechenden Betrags von DM 5192,80 gebeten.«

So weit so gut. Die Sache ginge in Ordnung, wenn uns rechtzeitig der Vergleichsmaßstab zur Verfügung stünde, wenn uns also zum Beispiel am 1. Januar 1994 gesagt würde, wieviel der einzelne Arzt bis zum 31. März 1994 verordnen darf. Statt dessen wird uns etwa im März 1995 gesagt, daß wir vor einem Jahr zuviel verordnet haben, nachdem der Maßstab erst ein Jahr danach bekannt gegeben worden ist.

Um diese Chuzpe ganz klar zu machen: Würden wir das Beispiel auf das Verkehrsrecht übertragen, so hätte der Staat eine neue phantastische Einnahmequelle: Jeder bekommt einen Fahrtenschreiber. Dafür darf er so schnell fahren wie er will. Nach einem Jahr wird abgerechnet. Wer über dem Geschwindigkeitsdurchschnitt liegt, bezahlt die im Nachhinein festzulegende Strafe und bekommt die üblichen Strafpunkte. Noch besser würde es sicher funktionieren, wenn derjenige, der zehn Jahre hintereinander unter dem Durchschnitt liegt, eine Belobigung vom Verkehrsminister bekommt. Vielleicht auch vom Finanzminister.

Natürlich kann gegen die Kürzung Widerspruch eingelegt werden. Wenn der Arzt sogenannte »Praxisbesonderheiten« geltend machen kann, so besteht eine gewisse Chance, daß die Mehrverordnung akzeptiert wird. Eine Praxisbesonderheit wäre etwa eine große Zahl von Krebspatienten. Der praktische Arzt hat im allgemeinen nur wenige Krebspatienten. Wenn die Praxis aber auf biologische Krebs-(Zusatz-) therapien ausgerichtet ist, so steigt natürlich die Zahl. Und da Krebsbehandlung allgemein als teuer anerkannt ist, schlägt sich das auch in der Beurteilung der Verordnungskosten nieder.

Beruf: Prüfer – Halbgötter in Grau

Die Sache mit den »Praxisbesonderheiten« ist eher theoretisch. Mir ist es bisher bei keiner Kürzung je gelungen, die Herren der Kommission davon zu überzeugen, daß ich die erwähnte Praxisbesonderheit habe. Die Kommissionäre lehnten sich vielmehr lächelnd zurück und sagten sinngemäß folgendes: »Aber Herr Kollege, das sind doch nicht alles akute Fälle, und Sie wollen doch nicht ernsthaft behaupten, daß andere praktische Ärzte ihre Krebspatienten medikamentös nicht ordentlich versorgen.« Ich antworte: »Das will ich keineswegs behaupten. Aber ich habe viele Patienten, die woanders praktisch aufgegeben worden sind, ihnen wurde aber oft die Empfehlung gegeben, doch noch ein bestimmtes (teures) Medikament einzunehmen. Wenn der Patient nun mit dieser an sich vernünftigen Empfehlung, etwa zur Vitamin- und Mineralsubstitution, kommt, soll auch ich ihn wegschicken?« Darauf der Kommissar: »Herr Kollege, werden Sie doch nicht unsachlich. Beweisen Sie uns, daß das so stimmt, dann sind wir bereit, uns erneut mit Ihrem (!) Anliegen zu beschäftigen«.
Was da manchmal gegen Mitternacht (die Sitzungen finden natürlich außerhalb der Sprechzeit statt) so harmlos gesagt wird, ist von hoher Brisanz. Man müßte das betreffende Abrechnungsquartal, das ja schon Monate bis Jahre zurückliegt, erneut nach diesem neuen Kriterium bearbeiten und eine persönliche Statistik erstellen. Das ist eine Arbeit, die mehrere Tage in Anspruch nehmen würde, und da läßt man es doch gleich. Und eben das wissen die Herren genau! Der banale, aber tückische Ratschlag, doch ein statistisches Computerprogramm zu nutzen, wäre nur sinnvoll, wenn man bereit gewesen wäre, seine Praxis vollkommen auf EDV umzustellen. Auf den ersten Blick zwar bestechend, aber nur zu praktizieren, wenn man bereit ist, das so wichtige persönliche Gespräch mit dem Patienten in den Hintergrund treten zu lassen.

Die komplette Umstellung der Praxis auf EDV wäre der endgültige Schritt zur »Verwaltungsmedizin«, etwas, das ich nicht mittragen möchte. Man denke nur an die widerwärtigen Erscheinungen, die uns allerorts begegnen, sei es bei Behörden oder behördenähnlichen Institutionen, etwa Banken: Nicht mehr die Nennung des Namens öffnet die Türen, sondern eine neunstellige Codenummer. Jetzt wurde eine »Versicherungskarte« eingeführt, auf der alle relevanten Daten des Patienten kodiert erscheinen. Gleichzeitig soll der Arzt veranlaßt werden, auch Diagnosen zu kodieren. Ich schlage vor, daß auch die Füllwörter der Arztbriefe kodiert werden. Das hätte den Vorteil, daß sie nur mit großer Mühe entziffert werden könnten. Nach einer kurzen Erprobungsphase, dessen bin ich sicher, brauchten gar keine Briefe mehr geschrieben zu werden.
Etwas Gutes wollen wir aber dennoch im Auge behalten: die aber Tausende von Chiffrier- und Dechiffrierexperten der ehemaligen Nationalen Volksarmee oder anderer sicherheitsrelevanter Institutionen der Ex-DDR hätten wieder eine sinnvolle Beschäftigung.
Der Kassenarzt also, der seine Hauptaufgabe in der Beschäftigung mit seinen Patienten sieht, kapituliert und zieht seinen Widerspruch gegen den Kürzungsbescheid zurück. Ich will nicht unerwähnt lassen, daß die verknöcherten »Militär-Habitus-Prüfärzte« (Stillgestanden! Augen rechts!) auf dem Rückzug sind. Noch vor fünf Jahren saß ich solchen Kameraden gegenüber, deren statistischer Blick nicht mehr von neuen Erkenntnissen praktischer Medizin getrübt schien. Offenbar gestatteten die Spesenrichtlinien der Funktionärsmedizin ein auskömmliches Dasein ohne die Belästigung einer Patientenbegegnung.
In einem kürzlich geführten Prüfungsgespräch hatte ich einen positiven Eindruck. Der Vorsitzende schien mit den neuen Problemen der Praxisführung vertraut. Und selbst der Berichterstatter, ein liebenswertes Fossil aus glücklichen Kassenarzttagen, schien nicht glücklich über die

neuen verschärften Vorschriften zu sein. Die Vertreter der verschiedenen Krankenkassenverbände schienen erstmals seit langem wieder ein Gefühl von Scham zu verspüren, als ich folgende wahre Geschichte zum besten gab:
Wir dürfen Mineralstoffe nur bei nachgewiesenen Mangelzuständen (der Nachweis ist unter Berücksichtigung wirtschaftlicher Gesichtspunkte kaum zu führen) und Vitaminpräparate nur während einer Strahlentherapie zu Lasten der Krankenkasse verordnen. Da mir diese Vorschrift natürlich bekannt ist, bitte ich alle Patienten, die mich zu einer Verordnung bewegen wollen – was auch außerhalb der aufgeführten Leiden durchaus sinnvoll sein kann – zu ihrer Krankenkasse zu gehen und deren Genehmigung beizubringen. Und da passiert es dann regelmäßig, daß dem Patienten gesagt wird: Ihr Arzt darf alles zu Lasten der Krankenkasse verordnen, was er für richtig hält. Wenn ich den Patienten dann bitte, sich dieses schriftlich geben zu lassen, passen die Entscheidungsträger der Kassen mit ebensolcher Regelmäßigkeit. Manchmal hören die Patienten dann Bemerkungen, wie: »Sie sollten sich einen anderen Arzt suchen, Ihr jetziger scheint mit moderner Medizin nicht so recht vertraut zu sein«.
Ich habe mir angewöhnt, solche Witzchen zu ignorieren und mache mir statt dessen Aktennotizen über die dem Patienten gegenüber erteilte Verordnungsgenehmigung. Es sind dieselben Krankenkassen, die später einen Antrag auf Prüfung wegen »unwirtschaftlicher Verordnungsweise« stellen. Mein Vorschlag, ein Dutzend Geschäftsstellenleiter als Zeugen für diese gängige Beratungspraxis der Krankenkassen herbeizuzitieren, ließ die Kommissionsrunde betreten schweigen.
Und man wollte sich diese Kosten und Mühen für meine Zeugen auch sparen, denn das Urteil war längst gefällt, bevor man die Farce der persönlichen Anhörung inszenierte. Im abschließenden Bescheid über das Verfahren ging man mit keinem Wort auf meine Hinweise ein. Der Tagesbe-

fehl hatte gelautet: »Verbindlich im Ton, hart in der Sache!« Und so hatte die gängige Praxis totalitärer Schauprozesse in den Umgang der Kommandoebene mit ihren Kassenärzten Einzug gehalten: Erst urteilen, dann fragen! Es blieb natürlich bei der Kürzung, und ich mußte ein Gerichtsverfahren anstrengen, um zu versuchen, mein Geld wiederzubekommen. Die Entscheidung dauert gewöhnlich Jahre, eine gnädige Zeit, den Verlust des Geldes zu verschmerzen.

Honorarkürzungs-Profiteure: Die Apotheker

Der Apotheker hat an den 5192,80 Mark, die ich bezahle, seine 30 Prozent verdient. Auch darum sollte er von vornherein die Verantwortung übertragen bekommen, die ihm auf Grund seiner wissenschaftlich-kaufmännischen Ausbildung und seiner technischen Möglichkeiten gebührt. Die Apotheker können über Verrechnungsstellen ihre Rezepte abrechnen, und fast alle tun es vernünftigerweise auch. Sie könnten nahezu täglich den Rezeptverordnungsschnitt des einzelnen Arztes abrufen und diesen folgerichtig warnen, falls er sich einer kritischen Grenze nähert. Doch der Apotheker wäre als Kaufmann ja verrückt, wenn er das täte. Es bliebe nichts anders übrig, als den Apotheker per Gesetz zu verpflichten, seine Kaufmannsehre zu brechen.
Doch es gibt bessere Lösungen. Einen Vorschlag habe ich schon vor vielen Jahren gemacht: Die Apotheken werden in ihrer heutigen Form aufgelöst. Jeder Arzt muß eine Dispensierstube einrichten, und ihm wird dafür ein Apotheker gestellt, der gegen ein angemessenes Gehalt auf Zuruf des Arztes Medikamente ausgibt und darüber Buch führt. Er wäre dann natürlich auch dafür verantwortlich, daß Verordnungsgrenzen nicht überschritten werden. Diejenigen Apotheker, die weiterhin selbständig sein wollen, könnten

die Bereiche ausbauen, die sie heute schon von der Kosmetikerin und vom Drogisten übernommen haben: den Handel mit Lippenstiften, Deodorants und Fliegenfängern.
Als ich diesen Vorschlag machte, verlor ich auf einen Schlag eine Vielzahl meiner Apothekerfreunde. Darum heute meine mildere Alternative: Die Apotheker bleiben selbständig. Der Arzt verordnet auf seinen Kassenrezepten nur die Wirksubstanz auf chemischer oder pflanzlicher Basis und die Anwendungsdauer. Der Apotheker aber macht das, was er im Studium gelernt hat. Er sucht die pharmakologisch günstigste Variante heraus. Und er nutzt sein Semester Betriebswirtschaft und gibt das preisgünstigste Medikament ab. Damit er ohne inneren Zwang auch Billigpräparate abgeben kann, bekommt er nicht, wie heute, eine Verkaufsprovision, sondern eine Beratungspauschale pro Rezept, analog etwa dem Beratungshonorar des Arztes. Das macht nach Ziffer 1 des »Einheitlichen Bewertungsmaßstabs« ca. DM 8.15 aus. Es wäre zu überlegen, ob die Beratungen durch das Hilfspersonal geringfügig geringer honoriert werden sollten.
Noch ist die Situation anders. In einer Apotheke mit einem Jahresumsatz von, sagen wir, zwei Millionen Mark, tummeln sich der Apotheker selbst, ein angestellter Apotheker, eine PTA (pharmazeutisch-technische-Assistentin), zwei Apothekenhelferinnen, zwei Auszubildende, die Putzfrau und der Apothekenbote. Dabei wird es sicher Fachleute des Pharmaziebereichs geben, die darauf hinweisen, daß die Personaldecke in obigem Beispiel ausgesprochen dünn sei. Nur – alle neun müssen versorgt werden: durch die Gewinnspanne auf den verordneten Medikamenten. Daß es anders geht, habe ich oben dargelegt: Ein Apotheker oder eine gut ausgebildete Hilfskraft pro Arzt – und die Margen könnten drastisch sinken.

Ärztliche Minimalisten: Medikamentenverordner

Wer sich nach einigen Jahren ärztlicher Tätigkeit einmal die Frage stellt, was er mit seiner herkömmlichen Medizin eigentlich erreicht hat, wie viele Patienten er geheilt, wie vielen auch nur geholfen hat, wird von Schwermut befallen. Die meisten ergeben sich in ihr Schicksal – sie bleiben reine Rezeptschreiber. Einige wenden sich neuen, »alternativen« Methoden zu.

Wer ehrlich zu sich ist, erkennt, daß die herkömmliche Medizin bei vielen Krankheitsbildern keine oder nur völlig unzulängliche Therapiemöglichkeiten hat. Als herkömmliche Medizin bezeichne ich hier die etablierte oder – schärfer formuliert – althergebrachte Medizin, im Gegensatz zur (noch) nicht allgemein anerkannten Medizin. Für diese werden fälschlich die Begriffe Naturheilkunde, Erfahrungsheilkunde oder Alternativmedizin verwandt. Ich weigere mich sogar, zu oft den Begriff »Alternativmedizin« zu verwenden, weil sie bei vielen Krankheiten keine Alternative, sondern eine adjuvante, also eine begleitende oder ergänzende Methode ist. Aber gerade diese ist, wie ich zeigen werde, meist unverzichtbar. Ich denke hier etwa an adjuvant anzuwendende Verfahren bei der Krebsbehandlung.

Bei dem Patienten, der die Großpackung Fatal 600 endlich als Ergebnis der umfassenden diagnostischen Bemühungen bekommen hat, wäre es für den Arzt sicher sinnvoll gewesen, ein uraltes therapeutisches Prinzip zur Anwendung zu bringen, das bei peripheren arteriellen Durchblutungsstörungen besser helfen kann als die gängigen chemischen Substanzen: Bewegungstherapie. Es hätte dem Patienten erläutert werden müssen, daß er ein Bewegungstraining beginnen soll. Er muß täglich mehrmals nach einem individuell aufzustellenden Trainingsprogramm bis an seine Schmerzgrenze gehen. Nicht sofort, aber nach Wochen wird er einen Erfolg spüren. Seine schmerzfreie Gehstrecke wird verlängert sein. Und in diesem ausführlichen Beratungsgespräch wird es nicht genügen, wenn der Arzt seinem Patienten lapidar sagt: »Rauchverbot«. Das sagt ihm nämlich täglich schon die Ehefrau. Er müßte ihm – was zeitaufwendig, aber effektiv ist – die thermografischen Aufnahmen erläutern, die beweisen, daß schon eine Zigarette eine mehrstündige Verminderung der peripheren Durchblutung zur Folge hat.

Weiterführende Medizin

Das alles wäre nun allerdings erst die therapeutische Basis. Ein aufgeschlossener, unvoreingenommener Arzt wird eine biologische Therapie anwenden, in diesem Fall eine Form der Sauerstofftherapie, die später ausführlich besprochen wird. Die besten Erfahrungen habe ich hierbei mit der Sauerstoff-Mehrschritt-Therapie (SMT) gemacht. Eine Methode, die noch nicht die allgemeine Verbreitung gefunden hat, die aber universale Einsatzmöglichkeiten bietet. Ein einfaches Wirkprinzip erklärt diese Universalität. Bei der Behandlung von arteriellen Durchblutungsstörungen ist die SMT nach vielhundertfacher Erfahrung, die ich inzwischen habe, die Methode erster Wahl. Um sie einzusetzen, brauche ich nicht den beschriebenen diagnostischen Aufwand, sondern ich kann nach einer sorgfältigen Anamnese beginnen. Wenn die Kostenfrage geklärt ist.
Da aber die SMT keine »kassenübliche« (heute »vertragsübliche«) Methode ist, darf sie nicht zu Lasten der Krankenkasse »über den Krankenschein« abgerechnet werden. (Dasselbe gilt auch für ähnlich wirksame Verfahren wie Ozon-Therapie, Oxyvenierung oder die sogenannte Haematogene Oxidationstherapie = HOT). In Erinnerung ist hier zu rufen, daß die gängige Diagnostik, und sei sie auch noch so unsinnig, in jedem Fall kassenüblich ist. Man muß nur in einem gewissen Rahmen bleiben.

Wollen die Krankenkassen den Erfolg?

Für die SMT muß also ein individueller Antrag auf Kostenübernahme gestellt werden. Wäre es da nicht wesentlich einfacher, der Kasse anzubieten: Honorar nur, wenn der Patient anschließend deutlich weiter schmerzfrei laufen kann? Ich habe diesen Weg vor einigen Jahren versucht und einer Hamburger Krankenkasse geschrieben, daß ich die SMT bei einem mittellosen Patienten durchführen wolle. Er war über Jahre in gängiger Weise erfolglos behandelt worden. Und nach meiner Überzeugung war die SMT seine einzige Chance. Also hatte ich dem Patienten daraufhin angeboten, sofort mit der Behandlung zu beginnen. Er sollte nur bezahlen, wenn er das Geld aufbringen könnte, am besten durch Kostenübernahme durch die Krankenkasse.

Viele Patienten scheuen sich aber, dieses Ansinnen an ihre Krankenkasse zu stellen, weil sie meinen, sie hätten deren Etat schon über Gebühr belastet. Ich halte es da mehr mit dem ursprünglichen, eigentlich selbstverständlichen, Versicherungsprinzip (»Solidargemeinschaft«): Die Kasse zahlt, wenn der »Versicherungsfall« eintritt.

Dieser Hamburger Krankenkasse habe ich eine goldene Brücke gebaut. Ich schrieb: »... Mir ist bewußt, daß ich mit folgendem Vorschlag gegen die ärztliche Berufsordnung verstoße, meine aber, daß hier eine Ausnahme erlaubt sein muß. Ich schlage Ihnen vor, die Kosten SMT nur dann zu berechnen, wenn ich nach von Ihnen (der Krankenkasse!) zu definierenden Kriterien einen Erfolgsnachweis erbringen kann. Andernfalls würde ich vom Patienten keine Bezahlung fordern.«

Es mag mir von Übelwollenden als Ruf nach Anarchie ausgelegt werden: Ich bin der Auffassung, daß man offenkundig unsinnige Vorschriften nicht einhalten muß. Und unser Berufsrecht ist in diesem Punkt unsinnig. Wer nimmt Schaden, wenn ein Patient oder seine Kranken-

kasse nur bei Erfolg zahlt? Doch höchstens der – vom Ergebnis seiner Arbeit her, nicht von der Höhe des von den Kassen überwiesenen Honorars – erfolglose »Kassenhai«, der den Krankenschein computergestützt bis in den letzten Winkel ausnutzt (»Ist noch ein EKG drin oder die Laborpalette?«). Das Berufsrecht sollte nicht die Kassenhaie schützen, sondern diejenigen, die ihren Patienten meßbar (und spürbar!) helfen.
Es kam, wie es kommen mußte. Ich hörte von der Krankenkasse nichts mehr. Statt dessen erhielt ich nach einigen Monaten – die Behandlung war längst mit sehr gutem Erfolg abgeschlossen – nahezu gleichlautende Briefe der Hamburger Ärztekammer und der Kassenärztlichen Vereinigung. In beiden wurde ich zunächst hingewiesen, daß ich mit meinem Vorschlag die Berufsordnung verletzt hätte, worauf ich allerdings schon selbst aufmerksam gemacht hatte. Sodann wurde ich zur Stellungnahme aufgefordert, weil man ein Berufsgerichtsverfahren gegen mich einleiten wollte.
Nach einem feinsinnig formulierten Brief meines bewährten Hamburger Rechtsanwalts G. A. Hahn ließ man die Sache dann allerdings stillschweigend fallen, wohl weil man eine Verfolgung selbst auf Funktionärsebene für zu blöd hielt. Überflüssig zu erwähnen, daß sich die Krankenkasse in dieser Sache auch nie wieder gemeldet hat – ein bewährtes und erfolgreiches Prinzip, Kosten zu sparen. Inzwischen schreibe ich für nahezu jeden Patienten, der eine entsprechende Indikation bietet, einen Kostenübernahmeantrag für eine alternative oder adjuvante Therapie.

Paragraphen-Reiter auf dem Holzweg

Als ich vor acht Jahren mit meinen Anträgen begann, war so gut wie keine Krankenkasse zur Kostenübernahme bereit. Man verwies regelmäßig auf den entsprechenden Pa-

ragraphen des Sozialgesetzbuches, nach dem »Versicherte Anspruch auf Krankenbehandlung haben, wenn sie notwendig ist, um eine Krankheit zu erkennen, zu heilen, ihre Verschlimmerung zu verhüten oder Krankheitsbeschwerden zu lindern. Die Krankenbehandlung umfaßt ärztliche Behandlung, zahnärztliche Behandlung (einschließlich Versorgung mit Zahnersatz), Versorgung mit Arznei-, Verband-, Heil- und Hilfsmitteln, häusliche Krankenpflege und Haushaltshilfe, Krankenhausbehandlung und medizinische und ergänzende Leistungen zur Rehabilitation sowie Belastungserprobung und Arbeitstherapie. Die ärztliche Behandlung umfaßt die Tätigkeit des Arztes, die zur Verhütung, Früherkennung und Behandlung von Krankheiten nach den Regeln der ärztlichen Kunst ausreichend und zweckmäßig ist.«
An anderer Stelle heißt es: »Die Leistungen müssen ausreichend, zweckmäßig und wirtschaftlich sein. Sie dürfen das Maß des Notwendigen nicht überschreiten. Leistungen, die nicht notwendig oder unwirtschaftlich sind, können Versicherte nicht beanspruchen, dürfen die Leistungserbringer nicht bewirken und die Krankenkassen nicht bewilligen.«
Es sind in der Vergangenheit reichlich Zweifel daran geäußert worden, ob diese Bestimmungen höchstrichterlicher Überprüfung standhalten würden. Schon die Überprüfung dieser Bestimmungen in der täglichen Praxis beweist, daß laufend gegen sie verstoßen wird. Allein mit meinem Beispiel zur übertriebenen Diagnostik sind die Gesetze ad absurdum geführt. Extrem unwirtschaftliche ärztliche Verhaltensweisen sind gang und gäbe. Abgesehen davon, daß der Begriff »ärztliche Kunst« wohl kaum noch das meinen kann, was Alltag in der Kassenpraxis ist. Der Arzt als Verwaltungskünstler mit dem höchsten Rang »Facharzt für Verwaltungsmedizin« kann doch wohl nicht ernsthafter Inhalt von Gesetzestexten sein?
Glücklicherweise sind inzwischen viele Entscheidungsträ-

ger bei den Krankenkassen zu der Auffassung gelangt, daß die herkömmliche Versorgung der Patienten eben nicht »ausreichend« ist. Sie ist darüber hinaus vielfach auch nicht »zweckmäßig«. Und »wirtschaftlich« am allerwenigsten.

Menschenversuch Chemotherapie

Das eklatanteste Beispiel für die Irrwege der überholten Medizin ist die gängige Praxis der zytostatischen Chemotherapie, also dessen, was man in vielen Einrichtungen routinemäßig Krebspatienten angedeihen läßt. Zu mir kommen viele Patienten, nachdem sie einen Zyklus der Chemotherapie bekommen haben, und sagen: »Diese Tortur mache ich nicht noch einmal mit. Lieber sterbe ich, als diese furchtbaren Nebenwirkungen noch einmal zu ertragen.«

Das, was diesen Patienten angetan wird, ist an vielen der sogenannten Tumorzentren nur noch Routine. Die gar nicht mehr hinterfragt wird. Die zytostatische Chemotherapie, egal welcher Tumorart und welchen Stadiums der Erkrankung, ist – angeblich – anerkannte Schulmedizin. Müßte nach den von den Onkologen (Krebs-»Spezialisten«) selbst aufgestellten Kriterien ein Erfolgsnachweis erbracht werden, so wäre die zytostatische Chemotherapie nach meiner Überzeugung nicht nur nicht länger anerkannt, sondern wegen der massiven Schädigung der Patienten verboten.

Kann eine anerkannte Therapie unwirksam sein?

1991 hat der Leiter der Medizinischen Dokumentation am Krebsforschungszentrum Heidelberg, Dr. Ulrich Abel, ein Buch mit dem Titel »Die zytostatische Chemotherapie fortgeschrittener epithelialer Tumoren – eine Bestandsaufnahme« veröffentlicht. In diesem brisanten Werk hat Abel die wichtigsten Erkenntnisse und die wichtigste Literatur der vergangenen Jahre zu diesem Thema verarbeitet. Und seine Bestandsaufnahme fiel vernichtend aus: Nimmt man die Überlebenszeit der Patienten mit diesen Erkrankungen, also dessen, was wir gemeinhin als Krebs bezeichnen, als Maßstab, so ist die Chemotherapie nur in fünf Prozent (!) aller behandelten Fälle zu verantworten. Wenn man dann noch die Lebensqualität berücksichtigt, die von fast allen Patienten für wesentlich wichtiger gehalten wird als die reine Lebensdauer, so kann die Chemotherapie nur noch in ganz bestimmten Einzelfällen angeraten werden. Um Irrtümern vorzubeugen, sei hier in aller Deutlichkeit gesagt, daß sich diese Aussagen *nicht* auf einige Erkrankungen, wie Hodenkrebs, Eierstockkrebs im frühen Stadium oder Blutkrebse bei Kindern und Heranwachsenden beziehen. Diese sprechen in den meisten Fällen auf die zytostatische Behandlung gut an.
Nicht zu rechtfertigen ist aber die heute vielfach praktizierte Anwendung der Chemotherapie beim Darmkrebs, beim Bronchialkrebs, beim Gebärmutterkrebs, beim Brustkrebs. Die Chemotherapie (die bei den meisten Krebserkrankungen auch »nur« eine adjuvante, also unterstützende, Therapie ist) wird hier nicht überwiegend als Hilfe für den Krebskranken eingesetzt, sondern – einige Indizien sprechen dafür – zur Vergrößerung der Statistik. Die Forschung hat hier Übergewicht gegenüber der eigentlichen ärztlichen Aufgabe: der Hilfe für den Patienten.

»Lieber sterbe ich, als das zu ertragen!«

Vor sieben Jahren kam eine Patientin zu mir, die genau das sagte, was ich oben geschildert habe: »Erlösen Sie mich von der Chemotherapie. Ich habe Brustkrebs, bin operiert worden, und jetzt hat Prof. Lobitz* im Tumorzentrum die erste Chemotherapie gemacht. Ich kann das nicht noch einmal aushalten, lieber sterbe ich. Bitte machen Sie bei mir statt dessen die Sauerstoff-Therapie und die Thymustherapie.«

Ich habe der Patientin das erklärt, was auch heute noch gültig ist: Wir können die herkömmlichen Methoden der Krebsbehandlung nicht durch unsere biologischen Verfahren ersetzen. Es ist durchaus sinnvoll, zunächst die Masse der Krebszellen zu entfernen. Das geschieht durch eine Operation, wenn der Tumor erreichbar ist. Und danach ist es oft sinnvoll, eine systemisch wirkende Therapie durchzuführen, um Krebsabsiedelungen zu vernichten. Wenn das Tumorgewebe sensibel ist, kann eine Chemotherapie durchgeführt werden. *Aber:* Begleitend dazu muß nach unserer Auffassung eine Therapie durchgeführt werden, welche die Nebenwirkungen der Chemotherapie oder auch der Strahlentherapie mit großer Sicherheit verringert, in vielen Fällen sogar ganz beseitigt.

Diese Therapie haben wir mit der Sauerstoff-Mehrschritt-Therapie (SMT). Wir wissen – und können das jederzeit durch Messungen erneut feststellen – daß eine Chemotherapie – genau wie eine Strahlentherapie – die Sauerstoffversorgung des Organismus um bis zu 25 Prozent reduziert. Dadurch erklären sich die Nebenwirkungen, insbesondere das starke Schwächegefühl, das in aller Regel zu beobachten – und vom Patienten zu spüren – ist. Wenn die Patienten aber ausreichend lange und ausreichend hoch dosiert Sauerstoff einatmen, dann wird der Sauerstoffstatus verbessert. Bei der folgenden Chemo- oder Strahlentherapie wird dann ein kritischer Wert nicht mehr unter-

schritten. Den Patienten geht es trotz der belastenden Therapieformen relativ gut.
Darüber hinaus hat die SMT einen weiteren, eigenständigen Effekt auf die Krebsabwehr. Entsprechende sogenannte Bioluminiszenzmessungen haben ergeben, daß es durch die SMT zu einer Verbesserung der sogenannten Phagozytoseaktivität kommt. Phagozyten (Freßzellen) sind körpereigene Abwehrzellen. Diese Freßzellen nehmen an Zahl und an Aktivität zu, so daß eine größere Zahl von Krebszellen aufgefressen, vernichtet, wird.
Dieser Effekt ist besonders stark, wenn wir die SMT mit der Thymus-THX-Therapie kombinieren. Thymus-THX-Extrakte gewinnen wir aus den Thymusdrüsen von Kälbern. Diese Drüsen »arbeiten« beim jungen Tier und beim jungen Menschen und stellen während des Heranwachsens ihre Funktion weitgehend ein. Unter anderem legen die Thymuszellen den Grundstein für die Steuerung des Immunsystems, also der körpereigenen Abwehr. Wenn wir nun bestimmte, gereinigte Immunextrakte spritzen, so erhöhen wir den Sauerstoffeffekt wesentlich. Natürlich kann auch durch die Thymustherapie allein schon eine gute Wirkung erreicht werden.
Folgende Komplextherapie ist aber wesentlich wirksamer: Bei manifester Krebserkrankung führe ich drei Zyklen der SMT durch. Über jeweils 18 aufeinanderfolgende Tage atmen die Patienten hochdosiert täglich zwei Stunden Sauerstoff. Zwischen die einzelnen Zyklen wird nur eine Pause von ein bis zwei Wochen gelegt. Und während des ersten und während des dritten Zyklus der SMT gebe ich eine Serie von 15 Thymus-THX-Injektionen. Das ist das Grundschema, das natürlich an die besondere Situation des Patienten angepaßt wird. So führen wir meist auch eine Behandlung mit Vitaminen und Mineralstoffen durch. In der Hauptsache werden die Vitamine A und C und die Vitamine der B-Reihe sowie das Spurenelement Selen gegeben.

Für unverzichtbar halte ich auch die Enzymtherapie, bei der wir hochdosiert Enzyme wie Papain und Trypsin kombiniert in Drageeform geben, und die Misteltherapie. Letztere wird von mir allerdings anders angewendet, als es nach der ursprünglichen anthroposophischen Idee gedacht war: Ich bevorzuge die Infusionstherapie von Mistelzubereitungen, also die hochdosierte Verabreichung. Ab Seite 208 gehe ich genauer auf die Misteltherapie ein. Nur soviel: Die Misteltherapie bringt zweifellos Erfolge, auch wenn »der Patient nicht dran glaubt«. (Selbst vielen meiner, natürlich den Status »Vollakademiker« besitzenden, Kollegen fällt zur Naturheilkunde regelmäßig einzig und allein der dumme Satz ein: »Man muß nur dran glauben.«) Die Mistelinfusionstherapie wird im übrigen von nahezu allen Patienten vollkommen problemlos vertragen. Es scheint hier auch auf die Reinheit des Präparats anzukommen, so daß ich ausschließlich das Präparat VYSOREL verwende. Bei einer akuten Krebserkrankung stelle ich aber alle anderen Verfahren hintenan und beginne nach Möglichkeit sofort mit der kombinierten SMT/Thymustherapie. Und zwar unabhängig von einer eventuell praktizierten Chemotherapie. Wenn diese durchgeführt wird oder geplant ist, wird der Sauerstoffeinsatz allerdings umso dringender. So habe ich es damals auch meiner Patientin mit dem Brustkrebs vorgeschlagen. Und ich habe ihr, wenn auch nicht ohne inneren Zweifel, die Weiterführung der Chemotherapie empfohlen. Gleichzeitig habe ich einen Antrag auf Kostenübernahme unserer adjuvanten Therapie an die zuständige Krankenkasse gestellt.

Sauerstoff-Mehrschritt-Therapie stört die Forschung

Die Patientin ist nach dem zweiten Zyklus der Chemotherapie, nachdem wir sie mit der SMT vorbereitet hatten, zu ihrem Professor gegangen und hat ihm freudestrahlend berichtet: »Wenn ich gewußt hätte, wie gut es mir trotz Chemotherapie durch diese Begleitbehandlung geht, hätte es für mich gar keine Zweifel gegeben, ich hätte sofort weitergemacht.« Doch die glückliche Patientin wurde angeschnauzt: »Was haben Sie gemacht? Sauerstoff-Mehrschritt-Therapie?« Und weiter im barschen Kommandoton: »Wenn Sie das weitermachen, brauchen Sie nicht wieder zu mir zu kommen!«

Was kann einen Arzt veranlassen, sich derart vernichtend zu äußern? Ein Arzt sollte in erster Linie um Hilfe für seine Patienten bemüht sein. Hier lehnt er etwas geradezu brutal ab, was seiner Patientin offensichtlich sehr effektiv Hilfe brachte.

Die Erklärung ist erneut so einfach wie erschütternd: Die Patientin fällt durch die Begleitbehandlung aus der Statistik heraus, die zur Überprüfung der zigsten neuen, möglicherweise zytostatisch wirkenden Substanz erstellt wird. Und damit ist für den Kliniker ein Handgeld von 3000 Mark in Gefahr. Oder anders ausgedrückt: Die Forschungsarbeit der Pharmaindustrie wird behindert. Doch die Hersteller von Chemotherapeutika müßten uns dankbar sein, daß wir eine Therapie anwenden, nämlich, die SMT, die den Einsatz ihrer herkömmlichen Mittel überhaupt erst verantwortbar erscheinen läßt –, eben weil die Nebenwirkungen drastisch reduziert werden. Nach unserer Erkenntnis bei gleichzeitiger Verbesserung der von ihren Verfechtern erhofften Hauptwirkung der Chemopräparate: Die Erhöhung der Vernichtungsrate der Krebszellen.

Diese Hochschulforscher und -lehrer, die ihre Patienten hier ständig einer menschenverachtenden Therapie aussetzen und sich dabei auf wissenschaftliche Erfordernisse berufen, pervertieren diese, wenn sie von uns fordern, wir sollten erst einmal ausreichend Doppelblindstudien zur Wirkung der SMT beibringen, dann sei man bereit, sich mit dieser Behandlung überhaupt zu beschäftigen. Unsere primäre Aufgabe als praktisch tätige Ärzte ist eine andere: Wir müssen alles für den Patienten tun, was ihm Hilfe bringt. Insbesondere, wenn es eine Therapie ist, die ohne wesentliche Nebenwirkungen und ohne Gefahren ist.
Wir praktisch tätigen Ärzte sehen täglich die überzeugenden Erfolge der SMT und berichten darüber. Dann stellen wir die Aufgabe an die entsprechend ausgestatteten Institute und Hochschuleinrichtungen, uns diese Wirkungen zu bestätigen. Oder aber den Gegenbeweis zu führen, daß nämlich die SMT nicht funktioniert – was im übrigen nach meiner Erfahrung nicht gelingen kann. Ich bin überzeugt, daß sich schon viele Institute bzw. deren Leiter der SMT angenommen hätten, wenn wir ähnlich zahlungskräftige Sponsoren hätten, wie sie die pharmazeutische Industrie für ihre Produkte darstellt. Oder wenn die SMT einem Unternehmen große Gewinne brächte. Denn mit Sauerstoff ist für die Gase-Hersteller Messer-Griesheim, Air liquide, AGA-Gas, Linde und wie sie alle heißen, kein Geld zu verdienen. Medizinischer Sauerstoff ist eher ein Nebenprodukt.

Kurzes Leben – Langes Sterben

Bei allen Diskussionen der Schulmedizin über den Sinn oder Unsinn einer Krebstherapie wird als Erfolgskriterium vor allem die Überlebenszeit bewertet. Schon eine Lebensverlängerung von wenigen Wochen wird da als großer Erfolg veröffentlicht. Dabei müßte vielmehr die Le-

bensqualität das entscheidende Kriterium für den Nutzen einer Behandlung sein. Ich habe regelmäßig festgestellt bzw. von den betroffenen Patienten bestätigt bekommen, was der mit »gesundem Menschenverstand« behaftete Durchschnittsmensch als Binsenweisheit ansehen wird: Ein »Über«-leben von *zwei* Jahren nach Diagnose einer Krebserkrankung bei hoher Lebensqualität, d.h. ohne wesentliche Beeinträchtigung des Alltags, ohne Schmerzen, ohne Schwäche, ohne Übelkeit, wird als Geschenk empfunden. Das Dahinsiechen, gestreckt über *zwei Jahre und zwei Wochen*, begleitet von Operationen, Bestrahlungen und zytostatischen Infusionen, ist eine Tortur. Sie produziert zunehmend bei fast allen Patienten das Gebet für ein baldiges Ende. Egal um welchen Preis.
Nun ist diese Gegenüberstellung in Schwarz-Weiß-Sicht aus verschiedenen Gründen nicht vollständig. Auch hier wäre wieder Rat bei dem Heidelberger Chemo-Kritiker Dr. Abel zu holen. Obwohl er sich in seiner Ablehnung ja auf bestimmte Tumorarten, wie Magen-Darm-Karzinome, Bronchialkarzinome, Brustkrebse, Blasen- und Nierenkrebse, beschränkt hatte, heulten die Hardliner der onkologischen Kriegführung, die Chemiewaffen-Kommandeure, laut auf. Sie konnten sich der Unterstützung der Kombatschützen der Strahlentherapie-Kommandos sicher sein.
Dabei – und das muß ausdrücklich betont werden – hatte Dr. Abel auch die Verdienste der Chemotherapeuten durchaus hervorgehoben. Allerdings nur dort, wo er es verantworten konnte. Zur Erinnerung: bei der Behandlung kindlicher »Blutkrebse«, beim Hodenkrebs oder beim sogenannten Hodgkin sind die Erfolge, jedenfalls bei frühzeitigem Einsatz, der Chemotherapie besser als bei anderen Verfahren, so daß diese Therapie derzeit als Methode der Wahl angesehen werden muß.
Das empörte Kriegsgeschrei der Chemolobby hatte Erfolg: Abel zog sich verängstigt in sein Archiv zurück.

Eine weitere kritische Anmerkung von ihm wurde nicht mehr gehört.
Nun ist das Ganze umso bedauerlicher, als hier erstmals die Grundlage geschaffen wurde, die Kontrahenten, orthodox – adjuvant wie alternativ Behandelnde, an einen Tisch zu bringen. Denn ständige gegenseitige Provokationen und Schuldzuweisungen führen ja nicht weiter. Schließlich muß einzig und allein *das Bemühen um den Patienten erstes Ziel allen ärztlichen Handelns sein.*

Orthodox und adjuvant: Gemeinsam für den Patienten!

Für eine Podiumsdiskussion über die Verbesserung der Behandlung von Krebspatienten, die ich vor einigen Jahren in Hamburg veranstaltet habe, hatte ich den Leiter des Tumorzentrums Hamburg, also einer »handfesten« onkologischen Einrichtung, eingeladen. Der Professor hatte keine Zeit. Sein strahlentherapeutischer professoraler Kollege hatte sie auch nicht. Auch der Leiter der größten Hamburger Kranken-(»Gesundheits-«)Kasse, der uns etwas über die Kostenübernahme unserer Methoden sagen sollte, war verhindert.
Zeit hingegen hatte der Chef einer großen brustchirurgischen Abteilung in Norddeutschland, der also eine große Zahl von Brustkrebsen operiert hatte. Und er brachte seinen internistisch arbeitenden Kollegen mit, einen niedergelassenen Arzt, der für die nachfolgende Chemotherapie verantwortlich zeichnete. Auch ein Leiter der Leistungsabteilung einer Krankenkasse war unserer Einladung gefolgt – sein Diskussionsbeitrag kann unberücksichtigt bleiben.
Vor mehreren hundert Betroffenen, also Patienten und/ oder deren Angehörigen, berichteten wir über die Erfolge

unseres Therapiekonzepts. Ich berichtete von Patienten, die nach einem Zyklus die Chemotherapie abbrechen wollten, weil sie sich durch die Infusionen dem Tode näher fühlten als dem Leben. Ich hatte diese Patienten in eindringlichen Beratungen ja überzeugen können, die Chemotherapie weitermachen zu lassen – aber nur unter einer begleitenden Sauerstoff-Mehrschritt-Therapie. Denn – wie schon erwähnt – kommt es durch eine Chemotherapie genauso wie durch eine Strahlentherapie zu einer Reduktion der Sauerstoffversorgung des Organismus um etwa 25 Prozent. Das können wir regelmäßig messen, und dort wo die Medizin mißt, ist sie Naturwissenschaft. Übrigens: Dem Patienten ist es völlig egal, ob Naturwissenschaft oder Medizin – er spürt die Auswirkungen dieser Sauerstoff-Unterversorgung dramatisch zuerst in einem Kräfteverfall. Und dieser Kräfteverfall hat weitreichende Folgen:

- Leistungsunfähigkeit bis zur Bettlägrigkeit.
- Übelkeit, Erbrechen.
- Vielfältige Organstörungen.

Ich muß es immer wieder sagen: Wenn ein Patient für eine zytostatische Chemotherapie vorgesehen ist, müssen wir ihm dringend empfehlen, der zwangsläufig erfolgenden Sauerstoffreduktion entgegenzuwirken. Wenn wir die Sauerstoffversorgung der Peripherie verbessern, so vermeiden wir, daß durch die »chemotherapeutische« (oder genauso »strahlentherapeutische«) Sauerstoff-Verminderung eine kritische Grenze unterschritten wird, von der ab der Kranke unter den beschriebenen Nebenwirkungen zu leiden hat, und unter der vor allem auch sein Immunsystem erheblich geschwächt wird. Das letzte, was dem Krebskranken passieren darf.

All diese Mechanismen sind so einfach und einleuchtend, daß sie jeder der im Saal Anwesenden verstanden hatte. Und einige Zuhörer nickten zustimmend, da sie das Ganze am »eigenen Leib« erfahren hatten. Sie hatten durch die SMT die entscheidende Wende in der Behandlung ihrer

Krebserkrankung erlebt, die absurde Empfehlung, sich auf den Tod vorzubereiten (»Ordnen Sie Ihre Sachen!«), ignoriert, und konnten ein »kraftvolles Leben« (von Ardenne) führen.

Nach dieser Bestandsaufnahme sollten die Vertreter der orthodoxen Medizin ans Podium treten und über ihre Erfahrungen berichten. Aber die Herren lehnten sich auf ihrem Stuhl zurück und riefen unisono das, was wir erwartet hatten, weil wir es ja regelmäßig hören: Bringen Sie uns Doppelblindstudien, die den Erfolg der SMT beweisen, und wir sind gern bereit, uns mit der SMT zu beschäftigen. Auch hier mußte ich wieder auf die ethische Unmöglichkeit eines solchen Menschenexperiments hinweisen.

Solche Menschenversuche verbieten sich überall dort, wo einer Gruppe (50 Prozent) von schwerstkranken Krebspatienten die segensreichen Auswirkungen einer Therapie vorenthalten werden müssen, während die glücklichere Hälfte den so rasch notwendigen medizinischen Sauerstoff bekäme. Wie bei einem Würfelspiel. Wenn wir erkannt haben, daß die SMT eine hervorragende Wirkung auf den Zustand der Krebspatienten hat, dann dürfen wir diese Therapie den Patienten nicht vorenthalten, bis auch der letzte Theoretiker das Wirkungsprinzip endlich nachvollziehen kann.

Es ist im übrigen auch nicht die primäre Aufgabe von uns praktisch tätigen Ärzten, wissenschaftliche Arbeit zu leisten. Unser vordringliches Ziel ist die schnelle Hilfe für den Patienten. Wir berichten dann über die beobachteten Wirkungen und stellen an die entsprechend ausgestatteten Institute bzw. universitären Einrichtungen die Aufgabe, uns diese positiven Wirkungen noch umfassender abzusichern.

Leider steht die Forschung fast ausschließlich unter dem Diktat der pharmagestützten Medizin. In den Tumorzentren wird mit mehr oder weniger Aufwand, aber mit einer erheblichen Forschungsbeihilfe, z.B. die Wirkung von im-

mer neuen, zytostatischen, chemischen Substanzen untersucht. Und dabei kommt es den Herstellern auf die Beurteilung der »reinen Wirkung« ihrer Präparate an. Ein Patient, der während der Chemotherapie oder Strahlentherapie gleichzeitig mit Sauerstoff behandelt wird, ist schließlich für die Statistik verloren. (»Wenn Sie SMT weitermachen, brauchen Sie zu mir nicht wiederzukommen«, drohte ja ein Krebspapst seiner Patientin.)
Wenn die Hersteller von Sauerstoff gleiche Forschungsmittel bereitstellen könnten wie die Hersteller von Chemotherapeutika, wäre das Rennen längst entschieden. Mit dem Ergebnis: Ein Tandem kommt besser ins Ziel als ein Einzelkämpfer, d. h. die Kombination der herkömmlichen Medizin mit der SMT könnte die derzeitig optimale Therapie sein.

Doppelblind macht doppelt blind

Ob wir die geforderten Doppelblindstudien mit Flaschensauerstoff, Flüssigsauerstoff oder Sauerstoff aus Konzentratoren durchführen würden, wäre vom Ergebnis her allerdings gleich. Ob wir diese Studien aber überhaupt durchführen dürfen, ist – jedenfalls bei Krebskranken – aus ethischen Gründen höchst fragwürdig. Denn »Doppelblind« heißt folgendes: Die Sauerstoffwirkung bei Krebskranken soll untersucht werden. Dazu werden zwei Patientengruppen gebildet: Eine Gruppe inhaliert aus den üblichen Druckflaschen Sauerstoff in der erklärten Weise. Die zweite Gruppe inhaliert aus äußerlich vollkommen identischen Druckflaschen normale atmosphärische Luft. Weder die Teilnehmer der jeweiligen Patientengruppen noch die behandelnden Ärzte wissen, wer Sauerstoff und wer nur normale Atemluft einatmet. Daher: »doppelblind«. Nur der übergeordnete Versuchsleiter, der bis zum Abschluß der Untersuchung keinen Kontakt mit Patienten oder behandelnden Ärzten haben darf, lüftet am Ende das Geheimnis und kann mitteilen, ob die Gruppe der Sauerstoffpatienten tatsächlich bessere Ergebnisse hat als diejenigen der »Nur-Luftatmer«.

Das Problem liegt nun darin, daß wir, die wir inzwischen viele hundert Krebspatienten erlebt haben, denen es durch die SMT fast ausnahmslos wesentlich besser ging, nicht zulassen dürfen, daß einer Hälfte der Versuchsteilnehmer diese positive Wirkung vorenthalten wird. Ich könnte das mit meiner ärztlichen Verantwortung nicht in Einklang bringen. Auch für die meisten der gängigen Zytostatika

(Chemopräparate) gibt es im übrigen aus ähnlichen Gründen keine »ausreichenden« Doppelblindstudien. (Hier wiederum kann man es nicht in Kauf nehmen, daß die Hälfte der Patienten durch die aggressiven chemischen Substanzen möglicherweise umgebracht wird). Das bedeutet nun aber, daß die gängige, übliche und seltsamerweise allgemein anerkannte zytostatische Chemotherapie mindestens so wenig wissenschaftlich erforscht ist wie die SMT. Der Unterschied ist, daß wir bei der SMT die Erfolge sehen (und der Patient sie spürt) – bei der Chemotherapie allzuoft die Mißerfolge und die schweren Nebenwirkungen, die ja auch das Immunsystem schwächen.

Medizinischer Dienst: Scharfrichter des Fortschritts

Der »Medizinische Dienst der Krankenkassen« (MDK) ist bei den Patienten besser unter dem alten Begriff »Vertrauensärztlicher Dienst« bekannt. Auch unter diesem Begriff konnte sich kaum jemand das richtige vorstellen. Die Erklärung ist so banal wie einleuchtend: Vertrauensärzte haben das Vertrauen der Krankenkassen. Was den Schluß zuläßt: Alle anderen Ärzte genießen dieses Vertrauen nicht. Die Versicherten (=Patienten) schon gar nicht. Aber das ist ein anderes Thema.

Die Vertrauensärzte beraten die Krankenkassen in medizinischen Fragen. Können die Krankenkassen ihnen wirklich vertrauen?

Sollte man von den Gutachtern der medizinischen Dienststellen der Krankenkassen nicht erwarten dürfen, daß sie die oben geschilderten Zusammenhänge durchschauen? Möglicherweise – aber sie sind ihnen gleichgültig. Es ist eine alte Erfahrung, daß in beamtenähnlichen Verhältnissen der leichteste Weg immer der beste ist. Auch ist vermeintliche Loyalität gegenüber dem Dienstherrn erstes Gebot. Schließlich ist kaum zu erwarten, daß derjenige, der in der Medizin wirklich etwas bewegen will, den Weg über beamtenähnliche Institutionen wählt. War früher wenigstens die Domäne der Seuchenbekämpfung in staatlicher Hand, so zeichnet sich heute nicht mehr ab, daß bei wachsenden Aufgaben (AIDS) hilfreiche Neuerungen aus dem Bereich ärztlicher Staatsdiener kommen.

Gerade die »Medizinischen Dienste« der Krankenkassen halte ich für Sammelbecken von – aus welchem Grunde

auch immer – im Regelfall gescheiterten ärztlichen Existenzen. Welcher erfolgreiche Chirurg, welcher erfolgreiche Internist (auch die gibt es inzwischen) entdeckt denn plötzlich seine Liebe zur Funktionärsmedizin? Dabei bleiben natürlich diejenigen außerhalb der Kritik, die z.B. nicht mehr als Operateur tätig sein können, weil sie sich in der Freizeit beim Holzhacken einen Finger abgetrennt haben. Es ist in höchstem Maße ehrenhaft (oder durch falsche Versicherungsberatung erzwungen), wenn sich diese Kollegen noch auf irgendeine Weise – wie sie meinen – nützlich machen wollen, und sei es bei der Anwendung von mißdeutbaren Verwaltungsvorschriften.
Das Vorbild der anderen mag der langjährige Präsident der Bundesärztekammer, Dr. Vilmar, sein, von dem mir nicht bekannt geworden ist, daß er durch eine Verletzung zum Berufswechsel gezwungen wurde. Er ist nämlich von Haus aus Chirurg. Was soll aus der Neuorganisation der Medizin werden, wenn sie denen zur Aufgabe gemacht wird, die ihren Beruf so wenig lieben, daß sie ohne Not in die Vorstandsetage der Totengräber wechseln? Bedenklich! Meine Liebe zu den Chirurgen hat einen Knacks bekommen. Man stelle sich vor: Sauerbruch hätte das Skalpell aus der Hand gelegt, um Leiter des Materialwesens der Charité zu werden. Undenkbar!
Die Totengräber: das sind jene Medizinalräte, Obermedizinalräte und Medizinaldirektoren, die die Flucht in die Theorieabteilungen angetreten haben, weil sie kurz nach der leichtfertigen Gründung einer eigenen Praxis feststellen mußten, daß etwa ihre zwei linken Daumen nicht zur Venenpunktion taugten. Eine ärztliche Verrichtung, die ihnen im Krankenhaus von einer barmherzigen Schwester abgenommen wurde. In der Praxis aber mußten sie feststellen, daß die Qualität des Arztes von den Patienten nicht danach beurteilt wird, ob er eine ganzseitige Expertise über ein normales EKG erstellen kann. In Erinnerung bleibt dem Patienten der riesenhafte Bluterguß nach dem

sechsten Punktionsversuch einer fingerdick aufliegenden Vene und das schweißnasse rote (oder blasse, je nach Grundhaltung) Gesicht des sich abmühenden Arztes. Das handwerkliche Geschick prägt sich dem Patienten ein. Eine Beurteilung übrigens, die Tradition hat.
Der Begriff »ärztliche Kunst« wurde sicher vor der Zeit geprägt, als die Apparatemedizin anfing, das Berufsbild zu wandeln.

Kunst kommt von Können

Ärztliche Künstler waren und sind die, die allein mit ihren Sinnen und dem Geschick ihrer Hände die richtige Diagnose stellen und den Patienten heilen. Natürlich werden sich auch diese Künstler zur Optimierung ihres Tuns heute moderner Verfahren bedienen – sie könnten im Notfall auch oft darauf verzichten. So wie jeder Schauspieler weiß, daß »Kunst von Können kommt – denn käme sie von Wollen, so hieße sie Wulst« – so sollte jeder Patient wissen, daß die ärztliche Kunst heute weitgehend verdrängt worden ist durch die medizinische DAMFT, die Diagnose durch Apparate mit fehlender Therapie. Der ärztliche Damfter wird keine erfolgreiche Praxis führen können, denn der Patient erwartet Hilfe gegen sein Leiden. Was liegt für den Damfter näher, als auf die Bürokratenebene zu flüchten, wo er für seine Unfähigkeit sogleich mit einem Titel geadelt wird. (Eingangsstufe: Medizinalrat).

Ratlose Gutachter

Das hochgerühmte – und orthodoxe – Gesundheitssystem der DDR war die sozialistische Variante unseres öffentlichen Gesundheitswesens: die Ur-Kommandomedizin.
Vorweg: Ich kenne eine Vielzahl von Kolleginnen und

Kollegen, die bewundernswert das Beste aus der Mangelmedizin gemacht haben. Die sich ihre ärztliche Einstellung nicht für politische Ziele verbiegen ließen. Von denen soll hier nicht die Rede sein.
Aber von denen, die in der ehemaligen DDR nie praktisch tätig waren – und heute in vollkommen unangemessenen Funktionen sind. Auch diejenigen, die während ihres bisherigen Berufslebens nie einen Patienten zu Gesicht bekommen haben, etwa weil es ihre Aufgabe war, Dopingpillen an Sportler zu verabreichen, können sich jetzt ohne weiteres als praktische Ärzte niederlassen. Dabei wird in der Regel streng darauf geachtet, daß der dem verdienten Arzt zuerkannte Medizinal-Rats-Titel auch seinen gebührenden Platz auf dem Arztschild findet.
Noch der Ex-Kreisarzt, der in selbstaufopfernder Weise vor allem darauf geachtet hat, daß die Kollegen bei den obligaten ABC-Übungen länger als jene in den Nachbarkreisen die Gasmaske aufbehielten, wird angemessen eingesetzt. Wenn er Glück hat als Gutachter beim »Medizinischen Dienst«. Hier kann der medizinische Fachberater für den Gaskrieg dann Rache am ehemaligen Klassenfeind nehmen. Und über den medizinischen Fortschritt entscheiden. Die Begründungen für die Ablehnung eines Antrags auf Durchführung einer nicht kassenüblichen Therapie sind ihm so schnell vertraut, daß man meint, er hätte sie sich selbst ausgedacht. Den Rücken gestärkt durch den Titel »Obermedizinalrat« – das »Ober« berücksichtigt die 15 Jahre im »Gaskrieg« – schreibt z.B. so ein neu bestallter »Gutachter« aus der Ex-DDR:
»Allgemeine Stellungnahme zur Sauerstoff-Mehrschritt-Therapie nach v. Ardenne
von Ober-Medizinalrat Dr. med. habil. Adolf Russ*
Internist/Sozialmedizin

Die Sauerstoff-Mehrschritt-Therapie wurde 1965 von dem Physiker Manfred von Ardenne entwickelt sie geht von der

Theorie aus, daß im Alter der Sauerstoff-Partialdruck (Anteil des im Blut gelösten Sauerstoffs) sinkt und daß viele degenerative Veränderungen durch Sauerstoffmangel bedingt seien. Durch eine über einen begrenzten Zeitraum durchgeführte Sauerstoffgabe soll dieser Prozeß aufgehalten, Sauerstoffmangel vermindert und der »energetische Status« angehoben werden. Der Erfolg der Sauerstoff-Mehrschritt-Therapie soll sich in einer über Monate bis Jahre anhaltenden Erhöhung des Sauerstoff-Partialdrukkes, einer Vergrößerung der arterio-venösen Sauerstoffdifferenz, einer verbesserten Sauerstoffverwertung durch die Zellen usw. äußern.
Die Erklärung dieser Wirkungsweise wurde von v. Ardenne mehrfach modifiziert. Diese Modifizierung erfolgte immer, wenn durch wissenschaftliche Arbeiten die vorhergehende Erklärung widerlegt wurde. Grundsätzlich umfaßt die Sauerstoff-Mehrschritt-Therapie auch die Verabreichung eines sogenannten Vitamin-Mineralstoff-Cocktails und körperliche Belastung oder ein sogenanntes »aktives Ruhen«. Der sogenannte Vitamin-Mineralstoff-Cocktail besteht zumeist aus Vitamin B1, Dipyridamol und Magnesium. Letztere Medikamente entfalten spezifische Wirkungen.
Das Indikationsgebiet umfaßt nahezu alle Organsysteme und alle medizinischen Fachgebiete. Am häufigsten werden arterielle Durchblutungsstörungen, Herz- und Coronarinsuffizienz, Allergien und Asthma, Hypertonie und Hypotonie, Augenkrankheiten, Schwerhörigkeit, Schwindel, Migräne und Krebs bzw. die Nebenwirkungen und Folgen der Krebsbehandlung genannt.
Die Sauerstoff-Mehrschritt-Therapie wird aber auch »beworben« mit Indikationen wie:
»Bekämpfung von Distressfolgen«,
»Sicherung guter Gesundheit und hoher Leistungsfähigkeit«,
»Allgemeiner Krebsprophylaxe«,
»Minderung der Gefährlichkeit von Krankheiten«,

»Verbesserung des Aussehens« sowie zur Minderung der Folgen übermäßigen Alkohol- und Nikotingenusses. Eine spezifische krankheitsbezogene Indikation liegt nicht vor.
In den nunmehr über 25 Jahren, in welchen diese Methode angewandt wird, konnten keine überzeugenden, wissenschaftlichen Kriterien standhaltenden Arbeiten vorgelegt werden, welche die dieser Methode zugeordneten Behandlungsergebnisse unter Beweis stellen.
»Gutachten« zur SMT *liegen von verschiedenen Autoren vor, so u.a. von Prof. Dr. Jung, Mainz. Diese erschöpfen sich lediglich in der Aufzählung der von Prof. Ardenne behaupteten Wirkungsweisen und Indikationen. Sie können nicht als klinische Studie gewertet werden. Bisher durchgeführte kontrollierte klinische Untersuchungen konnten die postulierten Ergebnisse nicht unter Beweis stellen.*
In diesem Zusammenhang ist zu erwähnen, daß seitens der Schulmedizin bereits seit 100 Jahren mit dem »Medikament Sauerstoff« experimentiert wird.
Bei äußerst kritischer Wertung der über die SMT *vorhandenen Literatur kann dieser Methode höchstens ein roborierender und psychischer Effekt zugeschrieben werden. Die* SMT *erfüllt weder die Kriterien eines Arzneimittels, noch kann sie als Heilmaßnahme im Sinne der Arzneimittelverordnung oder der Heil- und Hilfsmittelrichtlinie gewertet werden. Wirkungen der mit der Anwendung verbundenen physischen Konditionierung und der gleichzeitig verordneten Medikamente Dipyridamol und Magnesiumorotat sind im Gesamtergebnis, welches von dem Patienten im Sinne eines besseren Befindens angegeben wird, zu berücksichtigen.*

(Unterschrift)«
(Ausdruck und Interpunktion wurden original belassen, auch wenn das »Gutachten« damit in Teilen vollends unverständlich wird.)

Aus dem holprigen Stil wird die ganze fatale Unsicherheit des »Gutachters« deutlich. Und es ist inzwischen vielfach aktenkundig, welche Anforderungen die Gerichte neuerdings an Gutachter stellen. Im Grunde müßte es ja selbstverständlich sein, daß ein Gutachter von der zu begutachtenden Sache etwas versteht. Aber über lange Zeit ging es offenbar auch einfacher.
Das Auftreten der früheren Gutachter in Kostenübernahme-Verfahren von nicht kassenüblichen Methoden erinnerte mich immer an einen Spruch aus meiner Theaterzeit, mit dem wir Kritiker relativierten. Diesen hatten wir empfohlen, jede Kritik mit der Einleitung »Ich verstehe zwar nichts von Theater, aber ...« zu beginnen. Und so wäre es von den hochangesehenen professoralen medizinischen Fachleuten – durchaus lauter Spitzenkräfte auf ihrem allerdings sehr begrenzten Gebiet – nur fair gewesen, wenn sie ihre jeweiligen Vorträge entsprechend eingeleitet hätten: »Vorwegschicken möchte ich, daß ich mich mit der Therapie, über die ich hier gutachten werde, überhaupt nie beschäftigt habe. Ich habe somit auch keinerlei eigene Erfahrung damit. Ja ich habe bis heute von der in Rede stehenden Methode noch nie etwas gehört. Dennoch bin ich zu dem klaren Ergebnis gekommen, daß diese Therapie nicht helfen kann ...«

Die Dialektik des Doktor Russ

Auch Obermedizinalrat Dr. med. habil. Russ macht in seinem »Gutachten« in erschreckender Weise deutlich, daß er von der Sauerstoff-Mehrschritt-Therapie absolut nichts versteht. Geradezu perfide ist es, wenn er seine Unkenntnis durch unsachliche Anwürfe zu verschleiern sucht. Raffiniert die subtile Einleitung mit dem »Physiker Manfred von Ardenne«. Als ob wir Mediziner es uns leisten könnten, von den Naturwissenschaftlern *nicht* zu lernen, von

denen immerhin ein Großteil unserer modernen Medizin entwickelt oder mitentwickelt wurde!
Dr. Russ schreckt dann vor Fehldarstellungen nicht zurück. Keineswegs hat von Ardenne die Erklärung der Wirkungsweise der SMT »mehrfach modifiziert«, nämlich »immer, wenn durch wissenschaftliche Arbeiten die vorhergehende Erklärung widerlegt wurde.« Eigentlich wäre es ja auch völlig ehrenhaft, wenn ein Wissenschaftler weiterforscht und seine Erklärung einer Erkenntnis vervollkommnet. Nur: Es gibt keine einzige wissenschaftliche Arbeit, mit der das Grundmodell von v. Ardennes Blutgefäßwand-Schaltmechanismus widerlegt worden wäre. Es gilt nach wie vor.
Dr. Russ entlarvt sich vollends, wenn er vom »aktiven Ruhen« spricht. Das ist ein Begriff, der bei den ärztlichen SMT-Anwendern völlig ungebräuchlich ist. Er ist vielmehr einem Firmenprospekt entnommen. Ebenso wie der Begriff »Vitamin-Mineralstoff-Cocktail«. Eigentlich ein schöner Begriff, nur: Einen solchen »Cocktail« habe ich noch niemandem verabreicht. Ganz abgesehen davon, daß die erwähnte Substanz Dipyridamol weder ein Vitamin noch ein Mineralstoff ist, sondern eine chemische Substanz, von der zum Beispiel die Herzspezialisten sagen, daß sie gefährlich sei. Und von der ich meine, daß sie bei der SMT nichts zu suchen hat.

Stiftung Warentest: Vom Eierkocher zum Sauerstoff

Schon früher waren mir an anderer Stelle merkwürdige Formulierungen von Dr. Russ aufgefallen. Bei der Nachprüfung stellte sich damals heraus, daß er aus einem Buch der »Stiftung Warentest« abgeschrieben hatte. Aus einem dort veröffentlichten »Test« von naturheilkundlichen Me-

thoden, der offensichtlich von den Anhängern einer erstarrten orthodoxen Medizin gefördert, wenn nicht initiiert worden war.
Die »Stiftung Warentest« testet eigentlich Eierkocher und Gurkenschneider. Natürlich ist es im täglichen Leben bedeutsam, ob ein »Fünf-Minuten-Ei« auch wirklich bis »auf den Punkt«, d.h. die eben eingesetzte Eiweißgerinnung, gekocht ist (»Empfehlenswert«). Oder ob die in Scheibchen gewünschte Gurke das Gerät in Würfeln verläßt (»Nicht empfehlenswert«). Ob aber diese Klassifizierungskunst in ihrer Schlichtheit ohne weiteres auf medizinische Verfahren zu übertragen ist, bleibt die große Frage. Ich meine: Nein! Und was heißt bei diesem Elaborat »Test«? Zwei unbedarfte Journalistinnen hatten sich daran gemacht, »alternative« Medizin beziehungsweise Naturheilunde zu »prüfen«. Das Ergebnis wäre mir sofort klar gewesen, wenn ich das Verzeichnis der »wissenschaftlichen Berater« gekannt hätte: Es las sich wie die Besetzungsliste zum fiktiven Ritterstück »Der Kampf der Haudraufs der Chemischen Pharmaindustrie gegen die sanfte Medizin«. Die Journalistinnen brachten ein ganzes Buch zustande: Übersichtlich, aber spannend wie ein Museumsführer.
Das einzige, was halbwegs stimmte, war die Rechtschreibung. Aber einige fielen auf das Buch herein. Wie die Zeitschrift DER STERN. In einer großen Reportage wurde die sanfte Medizin einmal mehr niedergemacht: Ozontherapie – nicht empfehlenswert. Akupunktur – bedingt empfehlenswert. Sauerstoff-Mehrschritt-Therapie – nicht empfehlenswert. Eine Methode fand Gnade vor den Augen der Preisrichter: Qui Gong, eine chinesische Entspannungstechnik, die sicher angenehm für den Patienten ist. Wichtiger aber: Sie ist als handfeste Therapie nicht so wirkungsvoll, daß sie mit den Methoden der pharmazeutischen Industrie konkurrieren kann. Also konnten ihr die etablierten Damen und Herren »Tester« getrost die Rolle des »Narren bei Hofe« zuweisen: Empfehlenswert!

Übrigens: Von »Test« kann bei dem ganzen Machwerk ohnehin nirgends die Rede sein. Es passierte hier nicht mehr, als daß abgedroschene – und z.T. längst überholte – negative Meinungen zum zigsten Mal abgeschrieben wurden. Manche Methoden wurden so unsachverständig besprochen, daß sich jedem in der Materie erfahrenen Arzt die Haare sträubten. Über die Ozontherapie etwa stand zu lesen, daß man mit ihr Hepatitis (eine ansteckende Leberentzündung) übertragen könne. Da man an Hepatitis sterben kann, wurde der Ozontherapie flugs der Stempel der »Todesgefahr« aufgedrückt. Die Wahrheit ist: Mit *jeder verunreinigten* Kanüle kann man Hepatitis übertragen. Auch mit einer, mit der ein allgemein anerkanntes »Allerweltsmedikament« wie NOVALGIN gespritzt wird. Nur: Das darf nicht passieren, und es kann bei uns nicht passieren, weil nämlich jeder seriöse Arzt ausschließlich Einweg-Kanülen verwendet. Und diese werden – wie der Name sagt – nach Gebrauch bei einem Patienten weggeworfen. Der Versuch, solche Vorfälle als spezielle Gefahren irgendeiner Therapie, hier der Ozontherapie, darzustellen, kann nur mit – noch dazu törichter – Böswilligkeit erklärt werden.

Kann man durch Sauerstoff allein Vater werden?

Ich meinte, fast überall die Handschrift von Frau Prof. Irmgard Oepen zu erkennen, die ja auch zu den »Beraterinnen« des WARENTEST-Buches gehört. Frau Prof. Oepen ist mir und allen Experten für biologische Verfahren seit vielen Jahren bekannt: Als verbissene Streiterin für die orthodoxe Medizin. Frau Oepen hatte sich so oft gestritten, daß sie sich selbst den Titel »Rechtsmedizinerin« zuerkannte. In Wirklichkeit ist sie fast ausschließlich mit

der Erstellung von Vaterschaftsgutachten beschäftigt. (Als ob wir je behauptet hätten, daß man mit alternativer Medizin allein würde Vater werden können). In einem Prozeß, den der renommierte Medizinjournalist Dr. Peter Schmidsberger über acht (!) Jahre geführt hatte, und der in allen Teilen positiv für die gesamte »Sanfte Medizin« (und für deren Patienten!) ausgegangen war, hatte das Ober-Landes-Gericht Hamburg das Urteil auch über »Sachverständige«, wie Frau Prof. Oepen, gesprochen. Es wurde klipp und klar für »erweislich wahr« erklärt: Frau Oepen sei inkompetent und verbreite den täuschenden Eindruck von Wissenschaftlichkeit oder juristischer Fundiertheit. Ihre Ausführungen in ihren Arbeiten und Vorträgen seien unausgewogen, aggressiv, unfair und unkollegial, sie stellten ein Kuckucksei im Nest der Rechtsmedizin dar. (Aus »Hufeland-Journal« 7,1 1992).
Das waren die sachverständigen Spezialisten für die Beurteilung unkonventioneller medizinischer Verfahren, von denen auch Dr. med. habil. Adolf Russ offenkundig sein Wissen bezog.

»Ziehen Sie sich aus!«
Was leistet der Medizinische Dienst?

Der Medizinische Dienst der Krankenkassen (MDK) kann auch auf andere Weise tätig werden, wenn es gilt, einen Antrag auf Kostenübernahme abzuwimmeln. Die Methode kann zur Tortur für die Patienten werden: Vorladung zur Untersuchung beim MDK. Wenn eine solche Untersuchung geplant ist, wird der Patient zunächst aufgefordert, sämtliche Krankenunterlagen zu beschaffen, die erreichbar sind. Als ob ein fünf Jahre altes Ruhe-EKG oder eine ebenso alte Blutsenkung irgendeine Bedeutung hätte. Egal, je mehr der Patient beibringt, desto größer ist

der Papierstapel, der ungelesen beiseite gelegt wird. Die ungeheuerlichste Geschichte hat eine meiner Patientinnen beim MDK in einer norddeutschen Stadt erlebt.
Irma Siegmund* läßt sich »die Butter nicht vom Brot nehmen«. Sie ist mit großer Skepsis zu mir in Behandlung gekommen. Die häuslichen Widerstände gegen eine biologische Krebs-(Zusatz-)Therapie haben es ihr nicht leichter gemacht. Die Tochter forscht als medizinische Hochschullehrerin in den USA über Fragen der Immunologie. Da wird die Mutter natürlich zunächst wohlmeinend auf den orthodoxen Behandlungsweg geschickt. Erst als die Nebenwirkungen der Chemotherapie so massiv werden, daß sie es kaum noch aushält, kommt Irma Siegmund zu mir. Auch ihr empfehle ich mein für diese Fälle bewährtes unterstützendes Behandlungsschema. Ich stelle sofort den üblichen Kostenübernahme-Antrag, und wir beginnen sogleich mit der Sauerstoff-Mehrschritt-Therapie.
Der Patientin geht es zusehends besser. Die wegen der Leukopenie (Verminderung der weißen Blutkörperchen = Abwehrzellen) abgebrochene Chemotherapie kann wieder aufgenommen werden. Die Metastasen des Brustkrebses bilden sich zurück. Die Chemotherapie wird jetzt gut vertragen. Die Tumormarker (Chemische Reaktionen, die Aussagen über das Fortschreiten der Krebserkrankung erlauben) gehen in den Normbereich. Als Irma Siegmund spürt, daß sie ihre alte Lebensqualität wiedererlangt hat, kommt die Ablehnung der Kostenübernahme. Die Patientin ist empört. Inzwischen ist auch die hochschulwissenschaftliche Tochter, die einmal im Jahr die Familie in Deutschland besucht, angetan von dem, was wir inzwischen erreicht haben.
Diese Patientin formuliert ihren Widerspruch selbst so scharf, daß meine Hilfe hierbei nicht erforderlich ist.
Der MDK braucht daraufhin offensichtlich wochenlang, um die Fassung wiederzufinden. Und dann siegt nicht der

gesunde Menschenverstand, sondern die Medizinalbürokratie: Die Patientin wird zu einer MDK-Untersuchung vorgeladen. Was dort geschieht, muß in Einzelheiten geschildert werden:
Irma Siegmund erscheint mit Ihrer Vorladung in der Untersuchungsstelle. Sie bekommt den obligaten Becher zur Urinabgabe in die Hand gedrückt. Anschließend soll sie ins Blutabnahmezimmer gehen. Irma Siegmund protestiert. Sie sei in ständiger onkologischer (krebsärztlicher) Behandlung und Überwachung. Blut und Urin seien erst in der vergangenen Woche untersucht worden. Auch sei kürzlich eine umfangreiche röntgenologische Untersuchung durchgeführt worden.
Die Krankenschwester des MDK widerspricht: »Wir sind gehalten, Sie gründlich zu untersuchen. Und auch Sie haben eine Mitwirkungspflicht.« Die Patientin läßt sich Blut abnehmen, verweigert aber die erneute Röntgenuntersuchung. Nach einer halben Stunde wird sie zum MDK-Arzt gerufen. Und der eröffnet ihr folgendes: »Ich habe Ihre Unterlagen durchgesehen und mein Gutachten schon diktiert. Sie werden in Kürze von Ihrer Kasse Bescheid bekommen.« Die Patientin weist darauf hin, daß sie doch zu einer *Untersuchung* bestellt worden sei. Der MDK-Arzt wird verlegen: »Also gut, machen Sie sich frei. Ziehen Sie sich bis auf die Unterhose aus!« Irma Siegmund tritt pflichtgemäß hinter den Paravent. Als sie hervortritt, muß sie erkennen, daß auch fortgeschrittenes Lebensalter des Arztes und Jahrzehnte im MDK nicht Garant für ein natürliches Verhältnis zum Kranken sind. Der Medizinaldirektor senkt angesichts der Brustamputationsnarbe erst den Blick und dann die Stimme, und sagt: »Bitte ziehen Sie Ihren Büstenhalter wieder an!«
Der Rest ist Routine: Abklopfen, Abhören, Abtasten, Blutdruckmessen. Und dann die Spontandiagnose, die Geistheiler Eli Lasch zur Ehre gereicht hätte. Der Untersucher erklärt lapidar: »Sie haben keine Metastasen!«

Irma Siegmund konnte auch den Rest wieder anziehen und nach Hause fahren.
Bald wurden die Untersuchungsergebnisse von der Krankenkasse bekanntgegeben: »Im Urin kein Eiweiß oder Blut, ph-Wert im Normbereich, Blutwerte ohne pathologischen Befund . . .« Und dann kam erneut der Hinweis, daß man wiederum beabsichtige, den Antrag auf Erstattung der Kosten abzulehnen.
Irma Siegmund ist es egal, denn sie hat die finanziellen Möglichkeiten, die Therapiekosten selbst zu tragen. Aber sie wird den Weg durch die Instanzen gehen, weil sie unbeirrbar von der biologischen Krebs-(Zusatz-)Behandlung überzeugt ist. Und weil sie die Grundsatzentscheidung auch für andere Patienten will. Ich bin überzeugt, daß sie im Gerichtsverfahren Recht bekommen wird. Nur: Bis zur Entscheidung können mehrere Jahre vergehen.
Kurz vor Drucklegung dieses Buches erreicht mich die Nachricht, daß sich die Krankenkasse eines besseren besonnen hat: sie erstattet die Therapiekosten nun doch in voller Höhe.

Von Spezialisten und Ärzten

Es ist besonders erschreckend, daß die patientenverachtende Einstellung, von der schon die Rede war, nicht nur in den sogenannten Tumorzentren der Universitätskliniken verbreitet ist; also in Bereichen, die seit jeher allzuoft nicht gerade als Hort des Samaritertums bekannt sind. Inzwischen versuchen auch die niedergelassenen Spezialisten, es ihren großen Lehrern gleichzutun. So gibt es in jedem größeren Stadtteil von Hamburg eine sogenannte onkologische Schwerpunktpraxis. Hier soll die Tumornachsorge in erster Linie durchgeführt werden.

Das ist schon vom Ansatz her eine Fehlüberlegung. Denn was zeichnet den niedergelassenen Onkologen gegenüber seinem hausärztlich tätigen Kollegen aus? Nichts, wenn man davon absieht, daß der Krebsarzt im Regelfall doch häufiger eine Venenpunktion durchgeführt hat. Eine Verrichtung, deren sichere Beherrschung gerade in der Behandlung von Tumorpatienten von größter Bedeutung ist. Geht auch nur eine geringe Menge der zytostatisch wirkende Substanz »para«, das heißt in das Gewebe neben der Vene, so entstehen sehr schmerzhafte, massive Entzündungen, was wiederum zeigt, daß es sich tatsächlich um schwere Zellgifte handelt. Und es wird damit erneut klar, daß diese Substanzen massive Nebenwirkungen haben *müssen.*

Das ist es, was sich heute unter dem Begriff »Onkologe« manchmal verbirgt: die bedingungslose Bereitschaft, Persönlichkeit und Wohlergehen des Patienten zugunsten einer allgemein mechanistisch orientierten Medizin hintanzustellen. Es mag vielleicht kitschig klingen, aber für mich ist das Mit-*Leid* mit dem Patienten ein wesentlicher Bestandteil ärztlicher Fürsorge. Es muß wohl die deprimierende Erfolglosigkeit sein, die herkömmliche Onkologen häufig versteinern läßt. Nur sollte der mangelhafte Erfolg mit den üblichen Methoden eigentlich dazu führen, daß man sein Tun überdenkt und sich nach Alternativen umsieht. Die ewige Flucht in Zynismus und Sarkasmus hilft dem Patienten am wenigsten.

Ein Beispiel für einen solchen Arzt der Gruppe »Dr. Schlagetot«: Im März 1994 wurde meinem Patienten Hans Riebel*, der zur Entscheidung über eine erneute Chemotherapie seines Blutkrebses in die Universitätsklink Eppendorf bestellt worden war, eröffnet: Fahren Sie wieder nach Hause. Aufnehmen können wir Sie nicht. Wir können unsere Betten nur mit Patienten belegen, die eine Chance zum Überleben haben!

Wir haben schon einmal davon gesprochen: Es gibt Dinge, die der Arzt nur unter besonderen Voraussetzungen – und nur in besonderer Form – gegenüber seinem Patienten aussprechen darf. Als Routinebemerkung führen sie auch routinemäßig in die Katastrophe. Ich meine den Offenbarungseid der Onkologen, wenn sie zu ihrem Patienten sinngemäß sagen: »Gehen Sie nach Hause, ordnen Sie Ihre Sachen, Sie haben nur noch drei Monate zu leben. Ich kann nichts mehr für Sie tun.«

Manchmal – und aus seinem Verständnis – hat der Onkologe mit dem letzten Teil dieses Satzes recht. Aber wäre es nicht seine Aufgabe, jemanden zu suchen, der »noch etwas tun kann«? Und hat er denn überhaupt schon etwas für den Patienten getan? Trotz aller scheinbaren Aufgeschlossenheit haben die meisten Krebs-Spezialisten eine, wenn nicht die derzeit wichtigste, Säule der Behandlung ihrer Patienten vergessen. Oder sie nie für wirklich bedeutend gehalten: die psychische Begleitung. Die Gespräche mit vielen Patienten und insbesondere mit den Angehörigen von Selbsthilfegruppen bestätigen mir das, was eigentlich zum Grundwissen des ärztlichen Berufs gehören sollte: Die Todes-Verkündung, wie oben gehört, stürzt den Patienten in einen tiefen seelischen Abgrund. Er gibt die Hoffnung auf, er gibt sich auf. Und innerhalb von drei Monaten ist er wirklich tot. Womit sich die Frage stellt, inwieweit der Arzt durch seine »prophetische« Macht mitschuldig geworden ist.

Jeder Chirurg wird mit Recht zur Verantwortung gezogen, wenn er das falsche Bein amputiert. Wenn der Onkologe seinen Patienten in dieser Weise umbringen hilft, bleibt das immer ungesühnt. Oft rühmen die Hinterbliebenen sogar noch die zeitliche Treffsicherheit des Arztes zum angekündigten Tod. Es gibt ein großes städtisches Krankenhaus, mit dem ich früher zwangsläufig häufiger zu tun hatte, in dem solche »Enddiagnosen« offenbar schon im ersten Assistenzjahr zum Standard ärztlicher »Kunst« zählten. Die Assistenten wetteifern geradezu um die brutalste Form der »Verkündung«.

Glücklicherweise lassen sich allmählich immer weniger selbst dieser Schwerkranken von solchen Prophezeiungen beeindrucken und sehen sich nach anderen Behandlungsmöglichkeiten um. In vielen Fällen noch rechtzeitig, wie ich es schon beschrieben habe.

Ich hatte die »psychologische Grundversorgung« der Patienten auf meiner ersten Assistenzarztstelle, der Chirurgie des kleinen Wilhelmsburger Krankenhauses »Groß Sand« gelernt. Bemerkenswert war, daß uns jungen Assistenten dieses Wissen auf einer chirurgischen Abteilung vermittelt wurde, einer Disziplin, die eigentlich doch noch ein Stück weiter von der Seele entfernt ist, als man das gemeinhin von der inneren Medizin annimmt. Nur derjenige Internist, der wenigstens die Grundbegriffe der Psychologie beherrscht, sollte mit Schwerkranken und besonders Krebspatienten umgehen dürfen.

Vom Umgang mit Schwerkranken

Jeder gute Verkäufer weiß mehr um die Psyche seiner Kunden als viele Ärzte um die ihrer Patienten. Wer etwas verkaufen will, muß von seinem Produkt überzeugt sein. Und er muß dem Kunden klarmachen, daß das Produkt ihm nützlich sein wird. Wenn das gelingt, wird der Kunde glücklich sein. Ebenso ist es eine uralte Verkäuferweisheit, daß nur der Ehrliche auf Dauer Erfolg hat.

Die meisten Ärzte würden es sich sicher verbitten, mit Verkäufern verglichen zu werden. Ich tue es trotzdem. Der Arzt verkauft die »Ware Gesundheit«. Aber wie! Bei manchen drängt sich der Vergleich mit Kolonnendrückern auf: Ware übergeben, Geld kassieren, nach mir die Sintflut. Beim fliegenden Händler hat der Kunde wenigstens manchmal noch das Gefühl, etwas Nützliches erworben zu haben. Der Arzt aber hält es oft nicht einmal für nötig, seinen Patienten über das Produkt aufzuklären.

Würden Verkäufer sich wie Ärzte verhalten, sie wären schnell pleite. Ärzte aber befinden sich im sicheren Kartell der Arroganz. Sie haben es in der Regel gar nicht nötig, den Patienten zu beraten, denn ihr Honorar bekommen sie in jedem Fall. Von der Krankenkasse.

Und so verabreichen sie das Medikament mit einem Gesichtsausdruck, der signalisiert, daß sie selbst nicht an die Wirkung glauben. Oder sie geben die Rest-Lebenserwartung bekannt und berufen sich dabei auf eine »neue Ehrlichkeit« gegenüber den Patienten. Es gibt den Begriff der »self-fullfilling-prophecy«. Das bedeutet, daß ein Ereignis tatsächlich eintritt, wenn man es nur mit genügend Nachdruck prophezeit. Unsere Großeltern nannten das »unken«. In der Medizin ist so etwas besonders gefährlich. Es kann nämlich passieren, daß ein Patient, dem vom Arzt eine Lebenserwartung von drei Monaten prognostiziert wird, tatsächlich nach einem Vierteljahr stirbt – an der Hoffnungslosigkeit.

Es spricht auch nicht gegen die Ehrlichkeit, wenn man Hoffnung vermittelt. Nur wenn das gelingt, hat der Arzt die Chance, den Patienten zu retten.

Sind Internisten bessere Ärzte?

Die maßlose Überbewertung des Internisten durch die Patienten ist mir immer unverständlich geblieben. Das fing an, als ich chirurgischer Assistent im Wilhelmsburger Krankenhaus war. Nebenbei kümmerten wir uns auch um die internistischen Notfälle. Die Internisten in »Groß Sand« waren damals immer nur »zweiter Dienst«. Das heißt, man traute eher einem chirurgisch Ausgerichteten zu, einen Herzinfarkt zu erkennen und zu behandeln als seinem internistischen Pendant, einen »Akuten Bauch« zu diagnostizieren. Die Wilhelmsburger Ambulanz lief über viele Jahre erfolgreich, so daß die Richtigkeit dieser Auffassung bewiesen wurde. Als ich später noch einmal für kurze Zeit ins »Groß Sand« ging, gab es inzwischen zwei getrennte Dienste. Das war sicher korrekter. Und teurer war es auch. Aber nicht erfolgreicher.
Wir chirurgischen Assistenten setzten damals unseren Ehrgeiz daran, die »Internisten« und deren Chef nachts schlafen zu lassen. Die Situation war nicht dazu angetan, in mir Liebe zur inneren Medizin keimen zu lassen. In nahezu jeder Nacht wurde das alte Vorurteil bestätigt: »Der Chirurg kann alles und weiß nichts – der Internist weiß alles und kann nichts.« Fairerweise muß man heute zugeben, daß sich alles gründlich verändert hat. Im Zuge der Spezialisierung auch der Inneren Medizin gibt es auf manchen Gebieten internistische Meister ihres Fachs, die einige Chirurgen an Geschick übertreffen. Ich denke an die Künstler der Gastro- oder Koloskopie (Gastroskopie = Magenspiegelung, Koloskopie = Dickdarmspiegelung) oder gar an die Virtuosen der Jejunoskopie (Dünndarmspiegelung).

Bemerkenswert ist, daß die Internisten dort zu hohem Ansehen gelangt sind, wo sie »praktisch« tätig sind. Und wo im Rahmen einer größeren diagnostischen Maßnahme, die natürlich manchmal unumgänglich ist, gleich eine Therapie erfolgen kann. Bei den Endoskopien etwa: Wird zum Beispiel während einer Darmspiegelung ein Polyp entdeckt, so kann dieser gleich abgetragen und histologisch (feingeweblich) darauf untersucht werden, ob er bösartig ist. Ist er gutartig, so war der diagnostische Eingriff auch gleichzeitig die Therapie: mit dem Entfernen des Endoskops ist alles erledigt.
Damit ich nicht falsch verstanden werde, hier noch einmal in aller Deutlichkeit: Eine gute Diagnostik ist unumgänglich, und ihre Unterlassung wäre ein Kunstfehler. Aber sie sollte in die Hände des auf seinem Spezialgebiet erfahrenen Diagnostikers gelegt werden. Die auch heute immer noch durchgeführten Röntgenuntersuchungen des Magen-Darm-Trakts sind zum allergrößten Teil überflüssig – wenn auch immer noch beliebt, weil die Patienten häufig Angst vor der vermeintlich unangenehmen Spiegelung haben. Allein dieser Umstand führt häufig zu überflüssigen Doppeluntersuchungen: die Röntgenuntersuchung ergibt keine eindeutige Aussage (»stark versafteter Reizmagen«), so daß die Gastroskopie (Magenspiegelung) angeschlossen wird.
Größere Gefahren entstehen dort, wo gewisse Erkenntnisse ohne größeren apparativen Aufwand gewonnen werden können. Selbstverständlich sollte der praktisch tätige Arzt bei seinen Patienten in großem Umfang Krebsvorsorgeuntersuchungen durchführen. Bei Frauen und Männern muß er über die geschlechtsspezifische Vorsorge hinaus dem Darm besondere Aufmerksamkeit widmen. Ein Großteil von Darmkrebsen wäre in einem frühen Stadium zu erkennen (und damit zu heilen), wenn ein Wort eines meiner chirurgischen Lehrer stärker beachtet würde: »Die Güte eines Arztes richtet sich nach der Frequenz seiner di-

gital-rektalen Untersuchungen.« Also: Austastung des Enddarms mit dem Finger, wann immer sich Gelegenheit bietet! Heute muß allerdings zusätzlich gefordert werden, daß *vorher* die Untersuchung auf Blut im Stuhl mittels der bekannten Testbriefchen erfolgt. Vorher deshalb, weil es durch die Untersuchung selbst zu kleinen Schleimhauteinrissen kommen kann, die dann ein positives Ergebnis vortäuschen können. Und vorher auch deshalb, weil dadurch Doppeluntersuchungen vermieden werden können.

Wenn ich ein positives Stuhltestergebnis feststelle, das heißt, wenn sich okkultes (verstecktes) Blut im Stuhl befindet, dann erspare ich dem Patienten (und mir) das Austasten des Enddarms. Es gibt Kollegen, die in solchen Fällen ihr mehr oder weniger langes, starres Darmrohr hervorholen, und es dem Patienten so hoch in den Darm schieben, bis der Anschlag erreicht ist – oder der Patient schmerzgepeinigt um Gnade fleht, oder sich jedem weiteren Zugriff durch Bewußtlosigkeit entzieht. Ein guter Arzt wird sein geschicklichkeits- oder apparate-bedingtes Unvermögen eingestehen und den Patienten – sofern er bis zur problemlos erreichten Höhe nichts Auffälliges gefunden hat – zum Spezialisten überweisen, der mit einem flexiblen Instrument den gesamten Dickdarm einsehen kann.

Der bessere Arzt aber wird diesen Weg gleich gehen und den Patienten schon unmittelbar nach dem auffälligen Stuhltestergebnis weiterüberweisen.

Internisten haben überall dort ihre Berechtigung, wo sie sich auf ein Teilgebiet spezialisiert haben. Jemand, der meint, »Allround-Spezialist« zu sein – und ich kenne gerade unter den Internisten viele davon – ist einem Mißverständnis aufgesessen. Solange die Patienten das nicht merken, geht es ihm (wirtschaftlich) gut, aber dem Patienten könnte es (gesundheitlich) oft durchaus besser gehen.

Die Konzentration auf ein Spezialgebiet erfordert Kunst oder Größe. Die »Das-machen-wir-alles-selbst-Mentalität« vieler meiner Kollegen produziert unnötige Kosten, belastet den Patienten und verzögert seine Genesung.
Selbst ein so beliebtes Diagnostikmittel wie das Elektrokardiogramm (EKG) halte ich in der Praxis des Hausarztes für weitgehend überflüssig. Es kann im Notfall (etwa beim Infarkt) als diagnostische Hilfe unentbehrlich sein. Aber doch nicht, wenn es gilt, eine Herzstörung zu differenzieren. Hier dürfte sich der Hausarzt nicht scheuen, gleich zum Kardiologen zu überweisen. Der kann dann entscheiden, mit welcher Methode die Krankheit einzukreisen ist.
Der Hausarzt wird damit keineswegs überflüssig. Ganz im Gegenteil: Er muß der *Koordinator* sein und hat zugleich die Oberaufsicht. Er ist damit *Anwalt seiner Patienten.* Der Hausarzt bestimmt, von wem eine notwendige Untersuchung durchgeführt wird. Er muß beurteilen, in welchen Fällen wirklich eine invasive (eingreifende, belastende, risikoreiche) Diagnostik unverzichtbar ist. Der gute Hausarzt kennt die Spezialisten, die dann eine schonende und gute Diagnostik durchführen. Und er sorgt dafür, daß sein Herzpatient nicht als Opfer für den spektakulären Herzkatheter-Zirkus angeworben wird, von dem später die Rede sein wird.
Die Herzkatheteriseure werben damit, daß die Komplikationsrate dieser Untersuchungen inzwischen in einen vertretbaren Bereich abgesenkt sei. Aber – es hilft doch auch hierbei dem Patienten nicht, wenn er letztlich auf der kleinen, aber schlechten Seite der Statistik steht. Schon ein einziger Patient, der auf der Strecke bleibt, weil er wegen einer leichten Mißempfindung in der Herzgegend auf den Opfertisch des Kardial-Katheter-Kults gezerrt wurde, ist zuviel!
Zur Aufklärung vor der Katheterei sollte gehören, daß dem Patienten gezeigt wird, was man mit nichtinvasiven Verfahren, also ohne Katheter, alles herausfinden kann.

Daher weise ich bewußt nochmals darauf hin: Mit modernen Verfahren der Ultraschalldiagnostik kann die Dynamik der Blutförderleistung des Herzens genau aufgezeigt werden. Es können Herzklappenveränderungen dargestellt werden. Und mit moderner Szintigrafie kann ohne Belastung für den Patienten eine überzeugende Aussage über die Durchblutung der Herzkranzgefäße gemacht werden.

Alle Diagnostik darf nicht Selbstzweck sein!

Ich kenne einen Hausarzt, der – vermutlich nach sorgfältigem Studium der Gebührenordnung – plötzlich den Hauptzweck primärärztlicher Tätigkeit in der Messung der Hirndurchblutung sieht. Seine Überzeugung geht so weit, daß er sich eine Methode angeeignet hat, mit der sogar die Durchblutung einzelner Hirnabschnitte genau differenziert werden kann. Er hat hierzu Lehrgänge mitgemacht und Prüfungen abgelegt. Seine hausärztlich tätigen Freunde und Kollegen sind begeistert und lassen ihre Patienten untersuchen. Auch die benachbarten Orthopäden wollen da nicht abseits stehen.

Dr. Waterstrad* ist ein sehr umgänglicher und extrem kommunikativer Mensch. Und so gewinnt er selbst die Chirurgen des Stadtteils dazu, ihre Patienten hinsichtlich ihrer Hirndurchblutung untersuchen zu lassen. Dr. Waterstrad mißt und mißt. Und – immer wenn er einen etwas unklaren Befund findet, überweist er zu dem Neurologen, der die Methode aufgrund jahrelanger Beschäftigung mit dem Gerät und jahrzehntelanger mit dem Gehirn wirklich profund beherrscht.

Das Beispiel zeigt, daß die Niederlassungsbeschränkung in einem Gebiet allein nicht ausreicht, Kosten zu reduzieren. Eine Beschränkung der schon niedergelassenen Ärzte, nur vernünftige Methoden anzuwenden, müßte hinzukommen.

Auch andere praktisch tätige Ärzte haben längst bemerkt, daß mit Diagnostik am meisten Geld zu verdienen ist.

Wenn ich den Oberbauch abtaste, erkenne ich unter Umständen lediglich, daß die Leber vergrößert ist. Wenn ich meinen »Ultraschallschein« gemacht habe und nicht wirklich auf die Methode spezialisiert bin, finde ich meist auch nicht mehr heraus, aber ich kann nach Ziffer 380 EBM (»Einheitlicher Bewertungsmaßstab«) ca. 44 Mark auf dem Krankenschein abrechnen. Und zusätzlich die Kosten für das Kontaktgel.
Schon vor vielen Jahren hat mir ein damals noch freundlich gesinnter Kollege ein Mittel zur Umsatzsteigerung empfohlen, das sich bei ihm besonders bewährt hatte: Die Ergometrie. Das ist die EKG-Untersuchung unter Belastung, vorzugsweise auf dem Standfahrrad. Pikant war seine zusätzliche Empfehlung: Nimm' aber um Gottes Willen nur Gesunde! Und da er als Arzt beliebt, aber ohne Courage war, empfahl er dringlich weiter: Aber auch die Gesunden zur Sicherheit nicht zu hoch belasten. Wenn was passiert, bist Du der Dumme.
Die Untersuchungen waren damit sinnlos, denn sie sollen ja die Grenze der Belastungsfähigkeit eines Patienten herausfinden. Aber sie werden gut honoriert (ca. 50 Mark).

»Weil Du privat versichert bist, mußt Du früher sterben!«

Der Internist alter Schule war in erster Linie Geriatriker, also »Facharzt für den alten Patienten«. Er konnte zwar viele Befundseiten über ein EKG schreiben, aber die Konsequenz war die gleiche wie beim Hausarzt, der unter Umständen allein auf Grund der Anamnese seine Schlüsse zog: Verordnung eines Nitropräparats. Bei Magenbeschwerden überwies er ebenso wie der Hausarzt zum Röntgen, und die Konsequenz war wieder die gleiche. Der heutige Internist ist, wenn er das gesamte Spektrum der inneren Medizin abdecken will, was kaum gelingen kann, allein aus Zeitgründen reiner Diagnostiker. Wie schon gesagt, er ermittelt häufig das, was sowieso schon bekannt ist. Oder er ist wirklich Spezialist: Der Kardiologe für die Herz-Kreislaufbeschwerden, der Gastroenterologe für Magen-Darmerkrankungen, der Hämatologe für die Bluterkrankungen (dem aber sein Fachgebiet meist nicht ausreicht, und der sich daher häufig auch auf dem Gebiet der Krebsbehandlung versucht). Der Angiologe hat nur die Blutgefäße im Blick, der Endokrinologe die Drüsen. Und der Rheumatologe ist – wie der Orthopäde – Facharzt für das Unheilbare.

Diese Spezialisierung kann zusammen mit der Fehleinschätzung durch den Patienten verhängnisvolle Auswirkungen haben. Und sie treffen in erster Linie die sogenannten Privatpatienten. Also diejenigen, die in aller Regel selbst entscheiden, welchen Arzt sie primär aufsuchen. Und da gehen sie natürlich, wenn es im Brustkorb zwickt, (die Mitgliedschaft im örtlichen Tennisclub verpflichtet) zu Professor Offermann*, dem Leiter der 1. Medizinischen Abteilung der städtischen Klinik. Nur – Professor Offermann ist Gastroenterologe, also Facharzt für die Verdauungsorgane, und er hat ein Standardwerk über die »Variabilität der Säureverhältnisse im Zwölffingerdarm nach Einnahme einer Reizmahlzeit« geschrieben.

Dieses gewichtige Buch hat soviel Wirbel gemacht, daß das Krankenhausdirektorium Professor Offermann als Nachfolger des aus Altersgründen ausgeschiedenen Chefarztes Dr. Bellmann* ernannt hat. Irgendwie war es ja schade, daß Dr. Bellmann ging. Er war bei den Patienten beliebt und überall hochangesehen. Er beherrschte das Spektrum der inneren Medizin, und er brauchte nicht viel, um das Wesentliche zu erkennen. Vielleicht lag das daran, daß er viele Jahre als Missionsarzt unter erbarmungswürdigen Umständen gearbeitet hatte. Das Wichtigste aber: er konnte mit Patienten umgehen. Seine ruhige, sichere Art machte ihn bei allen Patienten beliebt. Merkwürdig nur, daß er es immer abgelehnt hatte, Ärztlicher Direktor zu werden. Das hätte doch wenigstens den fehlenden Professorentitel ausgeglichen.

Herzstillstand bitte nur bei uns!

Wenn er nun aber schon ging, so mußte die Gunst der Stunde genutzt werden. Endlich konnte die Stelle der Bedeutung des Hauses angemessen besetzt werden. Eben mit Professor Offermann. Dieser aber hatte von Beschwerden, wie sie seine Tenniskameradin plagten, zuletzt mal was während seiner Assistentenzeit gehört. Aber er kannte natürlich die kardiologischen Kollegen, Professoren wie er, die sich gerade vor einigen Wochen mit einem neuen und millionenschweren kardiologischen Zentrum (Herzzentrum) niedergelassen hatten. Und so gibt er seiner 47jährigen, als »Laufwunder« gefeierten Tenniskameradin, die – wohlgemerkt – über ein leichtes Mißempfinden im Brustkorb klagt, das aber bei körperlicher Belastung vollständig verschwindet, den Rat: »Gilda*, mit dem Magen oder Darm hat das nichts zu tun. Ich bin überzeugt, das kommt vom Herzen. Und damit sollte man nicht spaßen. Du bist noch so jung, da ist ein kleiner Eingriff vollkommen ungefährlich. Am besten, Du gehst zu Professor Merian*. Bestell' einen schönen Gruß von mir, dann nimmt er Dich schneller ran. Er wird sicher eine kleine Herzkatheteruntersuchung machen – eine Routinesache!«
Die Zweifel der Patientin waren jetzt immerhin so groß, daß sie mich, ihren alten Hausarzt, aufsuchte. Ich, frei von Tennisclub-Verpflichtungen, hielt den Ratschlag von Professor Offermann für völlig unangemessen und sagte das auch deutlich. Ich riet: »Eigentlich brauchst Du keinen Kardiologen, aber wenn es Dich beruhigt, geh' zu Dr.

Wilde*. Den halte ich für den Besten. Und vor allen Dingen: der rät nicht leichtfertig zu einer Herzkatheter-Untersuchung. Zwar ist er etwas eigenbrötlerisch, dafür aber hochqualifiziert. Und liebenswert. Eine seltene Kombination. Merkwürdigerweise hat Dr. Wilde seine Praxis im Hafengebiet. Aber da findest Du wenigstens einen Parkplatz.«

Nun traf Gilda am nächsten Tag im Tennisclub aber ihren alten Doppelpartner Franz*, einen fünfundsechzigjährigen Pathologen, der schon zwei Jahre zuvor wegen einer schweren Herzkranzgefäßverengung eine Bypassoperation hatte machen lassen. Mit gutem Erfolg: er gehörte zu den Glücklichen, bei denen die Bypässe noch durchgängig waren. (Nach zwei Jahren sind ja laut Statistik auch »nur« 50 Prozent wieder verstopft!). Dieser Franz hätte am liebsten gleich den Notarzt gerufen, als Gilda ihm erzählte. »Natürlich, sofort ein Herzkatheter, am besten noch heute!« rief er. Gilda konnte sich diesem geballten Sachverstand nicht länger entziehen. Sie ging nicht zu Dr. Wilde, sondern wurde einige Tage später herzkathetert. Der Eingriff war zwar sehr unangenehm – aber wichtiger: sie gehörte nun zu den etwa 98 Prozent, die diese Katheterprozedur komplikationsfrei überlebten. Und es stellte sich obendrein heraus, daß sie vollkommen herzgesund war.

Nun muß jeder wissen: Es ist heute – entgegen aller Klagen – einfacher, »herzkathetert« zu werden, als einen Termin zur Zahnsteinentfernung beim Zahnarzt zu bekommen.

Dabei ist der Eingriff auch heute noch mit einer immerhin so hohen Komplikationsrate behaftet, daß vorher eine ausführliche Aufklärung des Patienten durch den Arzt erfolgen muß. Diese juristische Gängelung könnte in diesem Fall sogar Sinn machen. Wenn nämlich der Patient durch das Vorbereitungsgespräch so alarmiert wäre, daß er den Eingriff ablehnt. Nun kann der Katheteriseur aber die dramatischsten Gefährdungsmöglichkeiten geschickt herun-

terspielen. So geschickt, daß der Patient glaubt, die Katheteruntersuchung sei die moderne Form des »Abhorchens« – und genau so ungefährlich wie dieses. Sollten dennoch Zweifel beim Patienten aufkommen, so werden ihm diese genommen, indem der Arzt sogar noch den GAU als jederzeit routinemäßig beherrschbar darstellt. (GAU = Bezeichnung aus dem Kernkraftbereich für »*G*rößter *A*nzunehmender *U*nfall«, also etwa, wenn der Reaktor hochgeht. Hier: *G*estorben *A*n *U*eberfluß-Diagnostik.)
Der »medizinische GAU« ist beim Herzkatheter der Herzstillstand. Und dieser wird etwa so verniedlicht: »Schauen Sie, gnädige Frau, wenn Sie einen Herzstillstand bekommen, dann ist es doch besser, wenn Sie ihn nicht irgendwo auf der Straße erleiden, sondern besser dort, wo wir gleich zur Stelle sind. Wir greifen dann umgehend ein, und es geht Ihnen sofort wieder gut!«
Die Patientin ist beruhigt. Nur: warum hätte sie irgendwo einen Herzstillstand bekommen sollen? Eine nennenswerte Wahrscheinlichkeit ist ja allein erst durch den diagnostischen Eingriff entstanden.
Selbstverständlich ist auch die Herzkatheter-Untersuchung in einigen – wenigen – Fällen sinnvoll. Nämlich dort, wo alle nichtinvasiven (nicht »eindringenden«, also den Patienten unverletzt belassenden) Methoden vollständig ausgeschöpft worden sind. Und hiervon gibt es inzwischen viele. Zum Beispiel die modernsten Formen der Ultraschalluntersuchung, Farb-Doppler-Echografie usw. Sinnvoll ist der Herzkatheter meist auch nur dann, wenn der Patient tatsächlich bereit ist, sich für den Fall, daß ihm dies angeraten wird, operieren zu lassen. Viele Patienten, denen die Wahrheit über die Erfolgsquote der Herz-Bypässe gesagt wird, sind es nicht. Oder nur, weil sie hoffen, nach zwei Jahren zu den glücklichen 50 Prozent zu gehören. Und/oder weil Ihnen die Möglichkeiten der sanften – biologischen – Medizin verschwiegen worden sind.
Bei vernünftiger Zusammenarbeit zwischen undogmati-

schen, nichtinvasiven Diagnostikern und biologisch denkenden – und handelnden – Ärzten wäre für viele Patienten ein optimales Ergebnis zu erreichen, ohne daß sie in unnötige Gefahr gebracht werden. Wenn etwa ein Patient seit acht Jahren Angina-pectoris-Beschwerden hat, dann ist ein sofortiges Eingreifen in aller Regel nicht erforderlich. Hier sagt zunächst allein die Befragung des Patienten genügend über seinen Zustand aus. Und dann sollte unverzüglich eine Sauerstoff-Mehrschritt-Therapie durchgeführt werden. Weil sie geeignet ist, die unzureichende Sauerstoff-Versorgung des Herzmuskels dauerhaft zu verbessern. Wenn anschließend diese Verbesserung beim Diagnostiker mit (nichtinvasiven!) Untersuchungen dokumentiert wird, umso besser! Wenn es – auch das ist in Ausnahmefällen möglich – nicht zu einer Besserung kommt, dann können auch andere Verfahren in Erwägung gezogen werden.
Der Skandal der »katheterischen Überdiagnostik« verkehrt die alte Volksweisheit »weil du arm bist, mußt du früher sterben« geradezu ins Gegenteil, wie folgendes Beispiel zeigt:
Kurz nach Eröffnung eines vielgerühmten norddeutschen »Herzkatheterzentrums« läßt sich ein schwerreicher, sehr prominenter Großindustrieller dort untersuchen. Er ist über 80 Jahre alt und fühlt sich eigentlich sehr gut. Aber als er darüber nachdenkt, ob er noch so leistungsfähig ist wie mit 70, kommt er zu dem Ergebnis, daß er doch Befindlichkeitsstörungen hat. Er hält es daher für angemessen, den berühmtesten Ärzten die Aufgabe zu stellen, herauszufinden, wie es wirklich um seine Gesundheit steht. Er begibt sich gläubig ins Katheterzentrum. Wenige Tage später ist er tot. Todesursache: Diagnostik.
Dieser Fall hat sich erst kürzlich ereignet. Es kann aus dem Gesagten nicht auf die Beteiligten geschlossen werden, so daß der Leser ihn als Parabel nehmen sollte. Die betroffenen Ärzte aber sollten sich fragen, ob sie wirklich so weitermachen können wie bisher.

Die Leiden der Hausärzte

Die größte Zumutung, die je an uns tätige Ärzte gestellt worden ist, ist die Beurteilung der Arbeitsfähigkeit, bzw. die Bestätigung der Arbeitsunfähigkeit. Es ist eine völlig unärztliche Aufgabe, für deren Erfüllung der Arzt zudem keinerlei Voraussetzungen mit sich bringt. Eine jener Aufgaben, die geeignet sind, dem tätigen Arzt den Rest Freude an seinem Beruf zu nehmen, der zu einer erfolgreichen Praxisführung unabdingbar ist. Dennoch hob ein Sturm der Entrüstung an, als ich meine Kollegen vor vielen Jahren auf der letzten Bezirksversammlung der Kassenärzte, die ich besucht habe, aufgefordert habe, sich mit mir dieser unärztlichen Aufgabe zu verweigern.
Der Bezirksvorsitzende faßte die Empörung so zusammen: Sie wollen uns jetzt auch noch diese kleine Zusatzeinnahme nehmen. Aber darauf sind doch so viele von uns angewiesen. Er meinte die ungefähr drei Mark, die wir damals – heute ist es unwesentlich mehr – für das Ausfüllen des »gelben Zettels« erhielten. Aber er meinte es ernst. Es war derselbe Kreisvorsitzende, der zu meiner zweiten Praxiseröffnung mit einem kleinen Primeltopf gekommen war, den er mit den Worten überreichte: »Der Kuchen wird kleiner.« Der Glückwunsch war die höfliche Umschreibung der Auffassung meiner Bezirkskonkurrenten: »Sie haben uns gerade noch gefehlt.«

Fachärzte für Funktionärsmedizin

Wer so viele Krähen – die übrigens entgegen der Volksmeinung ständig bestrebt sind, sich nicht nur eines sondern beide Augen auszuhacken – unter einen Hut bringen soll, muß zur Selbstaufgabe als Arzt bereit sein. Man kann nur Arzt oder Büttel der Funktionäre sein.
Ich wollte es vornehmer ausdrücken und schlug den Titel »Facharzt für Funktionärsmedizin« entsprechend dem »Facharzt für Laboratoriumsmedizin« vor. Es ist zunächst erstaunlich, wird aber bei näherer Betrachtung ohne weiteres erklärbar, daß viele meiner Kollegen aus den nicht oder weniger patientenorientierten Fächern Protagonisten der Funktionärsmedizin geworden sind und diesen Job mit Hingabe ausgeführt haben. Häufig unter Beibehaltung einer lukrativen Kassenpraxis. Das geht natürlich nur bei Praxen, in denen es gleichgültig ist, welcher Arzt gerade anwesend ist.
Denn die sicherste Art, als tätiger (»richtiger«) Arzt seine Praxis zu ruinieren, ist die langzeitige Hereinnahme eines Praxis-Vertreters. Schon dessen Ansinnen, erfolgsunabhängig nach einem festen Honorar bezahlt zu werden, beweist, daß er nicht bereit ist, sich einer Erfolgsprüfung seiner Arbeit zu stellen. Die Labor-»Ärzte« und auch die Röntgenärzte sind da in einer angenehmeren Situation. Es ist gleichgültig, ob ein Arzt aus Fleisch und Blut oder ein Roboter den Hauptschalter umlegt oder im Halbdunkel die weibliche Brust zur Mammografie unter die Röhre legt. Für diese ärztliche Tätigkeit ist sich der Röntgenarzt in aller Regel ohnehin zu schade und überläßt sie seiner (nichtärztlichen) Helferin. Selbst wenn er die nachfolgende – ungleich wichtigere – Beurteilung seiner Röntgenhelferin überlassen würde, so wäre das Ergebnis, dessen bin ich sicher, nicht schlechter. Ich kenne in ganz Hamburg mit 1,7 Millionen Einwohnern und zahlreichen Röntgenärzten in allen Stadtteilen nur zwei Praxen, in denen ich

bei meiner Frau – und demzufolge bei meinen Patientinnen – eine Mammografie durchführen lasse. Das Gros der anderen Befunde könnte weitgehend durch Kaffeesatzlesen, was billiger wäre, ersetzt werden.
Zu einem Großfürsten unseres Standes, der vor Jahren als Chef einer norddeutschen kassenärztlichen Vereinigung bundesweit Furore machte, ebenfalls einem Röntgenarzt, habe ich noch nie einen Patienten geschickt. Der Chef wäre ja auch gar nicht in seiner Praxis gewesen. Aus diesem Holz sind unsere Moguln geschnitzt, die uns die Beurteilung der Arbeitsunfähigkeit beschert haben und uns diese erhalten wollen. Dabei muß zur Ehrenrettung unseres Kreisvorsitzenden gesagt werden, daß er einmal ein beliebter, erfolgreicher Hausarzt war. Umso erstaunlicher, daß er Funktionär wurde – denn beliebte und erfolgreiche Funktionäre gibt es nicht.

Die Probleme der Befindlichkeitsgestörten und Arbeitsbehinderten

Vor Jahren kam in meine Sprechstunde ein junger Mann, leistungsfähig und gutgelaunt, und er sagte folgendes: »Mir ist etwas Furchtbares passiert. Ich bin immer so traurig. Eigentlich müßte ich fröhlich sein. Meine Arbeit macht mir Spaß. Ich führe eine glückliche Ehe. Die Kinder kommen in der Schule gut zurecht. Mein Auto ist fast abgezahlt. Und jetzt das: Als ich neulich im Zeugamt der Post an meine Drehbank trat, hat mich mein Arbeitskollege ausgelacht, weil ich so ein buntes Hemd anhatte. Der Kollege soll bloß ruhig sein, der ist noch gar nicht lange bei uns, und seine Hemden mag ich auch nicht leiden.« Ich frage: »Was kann ich jetzt für Sie tun?« Darauf der junge Mann: »Doktor, Sie müssen mir helfen. Ich kann da nicht mehr arbeiten, weil ich immer so furchtbar weinen muß.«

Ich bevorzugte damals wie heute pragmatische Lösungen und empfehle: »Sprechen Sie doch mal mit Ihrem Meister über das Problem, vielleicht wird der Kollege in eine andere Abteilung versetzt. Sie sind ja schließlich schon länger da.« Antwort: »Hab' ich auch schon versucht. Der Meister hat nur gelacht und gesagt: »Wenn Du immer weinen mußt, dann geh nach Hause und laß Dich von Mutti trösten. Und komm erst wieder, wenn Du fit bist. Aber bring 'ne Bescheinigung vom Arzt mit. Unfrieden in der Abteilung können wir nicht gebrauchen.«
Ich biete an: »Soll ich mal mit dem Meister sprechen?«
»Um Gottes willen, Sie wollen mich wohl blamieren.«
»Aber ich kann Sie doch nicht krankschreiben, weil Sie immer weinen müssen.«
»Das ist es ja nicht allein. Wenn die Tränen kommen, wird mir auch immer ganz schwindlig. Und gestern wäre ich fast in die Maschine gestürzt.«
»Das leuchtet ein. Ich glaube, es wird helfen, wenn Sie einige Tage aussetzen. Ich schreibe Sie jetzt eine Woche krank. Sie machen einfach gar nichts. Oder, Sie sind doch Angler. Angeln Sie und erholen Sie sich.«
Der Patient ging zufrieden und schwindelfrei mit seinem gelben Schein davon. Eine Woche später war er verabredungsgemäß wieder da. »Das hat mir gutgetan, Herr Doktor, aber fit bin ich überhaupt noch nicht. Ich brauch' noch eine Woche.«
Was sollte ich dagegen sagen? Tief durchatmen und unterschreiben. Eine Woche später ergänzte ich die Arbeitsunfähigkeitsbescheinigung (»AU«) auf dem Krankenkassenteil mit dem Vermerk »vertrauensärztliche Beratung im Vorfeld der Chronifizierung angezeigt.« Erstaunlicherweise reagierte der Vertrauensärztliche Dienst in diesem Fall einmal. Normalerweise wird ein solcher Hinweis während der ersten sechs Wochen einer Arbeitsunfähigkeit nicht beachtet. Warum auch? Die Lohnfortzahlung geht zu Lasten des Arbeitgebers, und erst nach

sechs Wochen springt die Krankenkasse mit dem Krankengeld ein.
Diesmal aber fruchtete mein wohlgemeinter Hinweis. Wahrscheinlich, weil die Interessen einer Betriebskrankenkasse doch eher mit denen des Arbeitgebers konform gehen als das bei betriebsfremden Krankenkassen der Fall ist. Das Ergebnis der Untersuchung bei dem weinenden und schwindligen Dreher wurde mir auf dem entsprechenden Formblatt unmittelbar mitgeteilt: »Überforderungssyndrom, ausgelöst durch akute Konfliktsituation am Arbeitsplatz. Verdacht auf vaskulären Schwindel. Ein Einsatz am jetzigen Arbeitsplatz ist derzeit nicht zu verantworten. Zur Erhaltung der Erwerbsfähigkeit wird ein stationäres Heilverfahren für dringend erforderlich gehalten. Bis dahin ambulante psychotherapeutische Betreuung dringend anzuraten.«
Die weiteren Ausführungen des Vertrauensarztes übermittelte mir der Patient. Der Vertrauensarzt hatte ihn gefragt: »Verstehen Sie sich eigentlich nicht gut mit Ihrem Hausarzt? Der hat so eine komische Bemerkung auf das Attest geschrieben. Als ob er Ihnen nicht glaubte. Aber dafür sind wir ja da, solche Sachen in richtige Bahnen zu lenken.« Ein Wunder, daß der Patient danach überhaupt wiedergekommen ist. Im übrigen hatte ich meine Funktion ja erfüllt.
Als nächsten Dienst in diesem Fall vermittelte ich einen Vorstellungstermin beim Psychiater. Das ist nicht so einfach wie es erscheint, denn die meisten niedergelassenen Psychiater sind gleichzeitig als Neurologen tätig. Aus gutem Grund: Eine Gesprächstherapie wird verhältnismäßig gering bezahlt. Neurologische Untersuchungen hingegen sind eine hervorragende und sichere Einnahmequelle. Ein Umstand, der manchmal dazu führt, daß bei einem Patienten, der wegen einer saisonalen Traurigkeit zum Neurologen und Psychiater geschickt wird, zunächst ein EMG gemacht wird, um die Sensibilität der Großzehen zu prüfen.

Dem immer trauriger werdenden Patienten wird ein Gesprächstermin »in acht Wochen« in Aussicht gestellt, möglicherweise in der Hoffnung, daß die höher steigende Sonne das Problem auf biologische Weise löst. Oder der Neurologe und Psychiater verweist nach der Erstuntersuchung auf einen nur psychotherapeutisch tätigen Kollegen. Meist Idealisten, die die Inkarnation des alten Psychotherapeuten-Witzes darstellen: »Wo, bitte, geht's zum Bahnhof?« – »Keine Ahnung, aber es ist gut, daß wir darüber gesprochen haben.«
Bei einem solchen Spezialisten landete, auf Empfehlung des Vertrauensarztes, der Dreher. Ein Dreivierteljahr später war er wieder in meiner Sprechstunde. Fröhlich und zufrieden: »Herr Doktor, ich wollte mich nur bei ihnen bedanken. Ihnen habe ich es zu verdanken, daß alles so gekommen ist. Ich war inzwischen acht Wochen zur Kur, und ich habe eine tolle Frau kennengelernt. Nächstes Jahr wollen wir heiraten.«
»Aber, Sie sind doch verheiratet und haben doch auch Kinder.«
»Meine Frau ist mit den Kindern ausgezogen, und mein Therapeut meint, ich müsse mich endlich selbstverwirklichen. Morgen will ich auch wieder zur Arbeit.«
»Eine gute Idee«, murmelte ich.
Am folgenden Tag war der Patient wieder in der Nachmittagssprechstunde:
»Herr Doktor, es war furchtbar. Ich ging fröhlich zum Betrieb. Aber als ich durchs Haupttor trat, stürzte alles auf mich ein. Ich mußte wieder so fürchterlich weinen und bin gleich wieder nach Hause.«
»Das ist doch ein so großer Betrieb, versuchen Sie es morgen einfach durch den Nebeneingang.«
Der Patient hat es versucht, er mußte wieder weinen. Ich habe ihn aus den Augen verloren, als er im dritten Jahr auf Kosten des Arbeitsamtes versuchte, sich in einem anderen Beruf selbst zu verwirklichen.

Ein Einzelfall? Keineswegs, aber er gehört zu jenen, die immer wieder faszinieren.

Der Maler malt – die Kasse zahlt

Ein anderer Fall war ähnlich interessant. Ein Patient hatte das Stadium der Erwerbstätigkeit schon längere Zeit überwunden. Lothar Stier*, 42, lebte seit fast zehn Jahren als Frührentner von der Sozialhilfe. Zusammen mit seiner gleichaltrigen Frau und einer minderbegabten 14jährigen Tochter. Auch ein 16jähriger Sohn, arbeitslos, lebte zu Hause, ebenso der 18jährige Sohn, der unregelmäßiger Arbeit nachging.

Lothar Stier kam in meine Sprechstunde, fröhlich und behende wie immer – ein Wirbelsäulenleiden hatte zur Berentung geführt – und er äußerte eine Bitte: »Ich brauche eine ärztliche Bescheinigung, weil ich so stark an Gewicht zugenommen habe. Wenn ich die beibringe, stehen mir von der Sozialbehörde zwei neue Anzüge zu.«

»Wieviel haben Sie denn zugenommen?« frage ich. Lothar Stier schien mir schlank und rank wie immer.

»Ein Kilo, Herr Doktor.«

Er meinte es vollkommen ernst; und ich war inzwischen ein erfahrener Kassenarzt, der es aufgegeben hatte, sich über Dinge zu ärgern, die er früher als Veralberung empfunden hätte.

Eine Diskussion über die Notwendigkeit von zwei neuen Anzügen für Lothar Stier wäre zwar ehrenwert gewesen, hätte aber zwangsläufig zu einer Verweigerung des Attests geführt. Unklug und unnötig. Auf einen Schlag wären fünf regelmäßige Krankenscheine fort gewesen. Die der Eltern und Großmutter, Schwiegereltern, Cousins und Cousinen, Onkeln und Tanten nicht gerechnet. Der tätige Kassenarzt aber braucht die »Bagatell-Krankenscheine«, auf denen im Quartal nur einmal die Ziffer 1 für eine Beratung steht, unbedingt, um einen »Verdünnungseffekt« zu erzielen. Die Scheine solcher Patienten sind deshalb so wertvoll, weil durch sie sowohl der Durchschnitt der Behandlungskosten (»Krankenscheinschnitt«) wie auch der Verordnungsschnitt für Medikamente gesenkt wird. Und auch der für »Heil- und Hilfsmittel«, also Massagen. Das bedeutet: Jeder, der im Quartal nur einmal fragt, ob er bei seinem Fußpilz die Strümpfe häufiger wechseln sollte, sorgt dafür, daß ein schwerkranker Patient besser behandelt werden kann. Das führt letztendlich dazu, daß der Arzt, der für seine Kranken wirklich etwas tun will, eine Vielzahl von bloßen »Krankenscheinlieferanten« mit durchziehen muß. Oder: Um einen Krebskranken ordentlich zu versorgen, muß ich mir von zwei verschiedenen Katarrhträgern die Lästigkeit ihrer Schnupfenbeschwerden anhören. Wenn es mir gelingt, noch zwei weitere zu »engagieren«, so kann ich dem Krebspatienten mit Knochenmetastasen endlich auch das wirkungsvoll schmerzlindernde, aber extrem teure Präparat OSTAC verschreiben.

Das Ganze ist ein weiterer Beweis dafür, daß der Durchschnitt der entscheidende Qualitätsmaßstab für ärztliche Arbeit geworden ist. Jedenfalls in den Augen der Funktionäre und politischen Entscheidungsträger. Wenn einem dieses fatale Prinzip einmal vertraut ist, zögert man nicht mehr, einem Mann wie Lothar Stier das gewünschte Attest auszustellen.

Ich nahm also die Schreibmaschine zur Hand und überlegte mir dabei, wie ich meinen Ärger über die Ironie ableiten könnte. Und schrieb:

»Ärztliches Attest zur Vorlage bei der Sozialbehörde.

Es erscheint mein langjähriger Patient Lothar Stier und berichtet über die erstaunliche Gewichtszunahme von einem (!) Kilo während der vergangenen drei Monate. Herr Stier gibt an, daß seine Kleidung jetzt nicht mehr passe, so daß ich das Sozialamt bitten muß, zu prüfen, inwieweit dem Patienten ein Änderungskostenzuschuß zum

Versetzen jeweils eines Hemden- und Hosenknopfes gewährt werden kann. Die Alternative einer Übertragung der Arbeit auf ein Familienmitglied, z.B. die Ehefrau, scheidet wegen mangelnder Qualifikation aus.«
Zwei Wochen später war Lothar Stier wieder da: Strahlend sagt er: »Hat bestens geklappt, Herr Doktor. Ich hab' nicht nur zwei Anzüge neu bekommen, sondern noch zwei Hemden extra. Und jetzt brauche ich noch ein Attest für den Maler.«
Ich ließ mich umfassend über Anspruchsberechtigungen von Sozialhilfeempfängern aufklären und schrieb:
»Herr Lothar Stier erscheint und gibt an, daß seine Wohnung dringend renoviert werden muß. Es sei in diesen Fällen üblich, daß dann eine Fachkraft gestellt werde, wenn der Antragsteller aus gesundheitlichen Gründen nicht in der Lage ist, die Arbeit selbst auszuführen.
Herr Stier – Schweigepflichtsentbindung liegt vor – leidet unter muskulären Verspannungen des Schultergürtels. Aus diesem Grunde ist ihm eine Überkopfarbeit, wie sie beim Tapezieren und Malen unerläßlich ist, nicht zuzumuten. Allerdings könnte er dem Malermeister beim Einkleistern der Tapeten zur Hand gehen. Ich empfehle auch zu prüfen, inwieweit die im Haushalt des Antragsstellers lebenden, arbeitsfähigen Söhne zu Hilfstätigkeiten herangezogen werden können.«
Das Ergebnis ist zu erahnen: Das Sozialamt stellte einen Malermeister und einen Gesellen. Die Familie lobte die gute Arbeit, beklagte sich aber darüber, daß die Handwerker nur oberflächlich aufgeräumt und nicht einmal das Antennenkabel des Fernsehers wieder in die Dose gesteckt hatten ...
Die Begegnung mit solchen Patienten bringt Kurzweil, jedenfalls dem, der den dramaturgischen Blick hat. Sie hat mit ärztlicher Tätigkeit so wenig zu tun, wie das Ausstellen von Schulunfähigkeitsbescheinigungen. Auch die Lehrer – allzuoft Beamte wie das Gros der minder Zivilcouragier-

ten – akzeptieren so gut wie nie die Entschuldigung des eigentlich Betroffenen, des Schülers, oder seiner fürsorglichen Eltern. Es muß ein ärztliches Attest beigebracht werden. Und so schreibe ich zum Beispiel:
»Jennifer Laufer*, gibt an, vorgestern wegen einer akuten Magen-Darm-Verstimmung das Bett gehütet zu haben. Sie habe deshalb die Schule nicht besuchen können. Ich habe keinen Grund, an diesen Angaben zu zweifeln. Jennifer nimmt ja inzwischen auch wieder am Unterricht teil.«
Das Attest ist überflüssig wie ein Kropf, aber was soll ich tun? Jennifer steht mir als Patientin näher als ihr Lehrer, der ihr bei Nichtvorlage eines Attests ein »unentschuldigt gefehlt« reinwürgen würde. Natürlich weiß der Lehrer ganz genau, daß Jennifer die Lateinarbeit nicht mitschreiben wollte. Das ärztliche Attest gibt Absolution.
Der Mangel an Zivilcourage bei den Entscheidungsträgern ist es, der immense volkswirtschaftliche Schäden nach sich zieht. Ein Beispiel dafür kommt mindestens einmal im Monat, häufig wesentlich »bewegender«, in meine Praxis. So verkrampft sich meine Hand reflektorisch, wenn ein bestimmter Mitarbeiter des technischen Dienstes der Lufthansa erscheint. Vorzugsweise am Montag gegen zwölf Uhr. Mit einem verbindlichen Lächeln, aber gepreßter Stimme, sagt er:
»Ich habe es seit Donnerstag im Hals.«
Die Inspektion des Rachenraums ergibt vollkommen reizlose Verhältnisse. Ich sage:
»Glücklicherweise sieht ja jetzt alles wieder gut aus.«
»Mir ist aber immer so schwindlig. Der Meister hat gesagt, ich soll bloß nach Hause gehen, bevor ich vom Gerüst falle.«
»Also ab Freitag.«
»Nee, das fing ja schon Mittwoch an. Ich wäre ja Donnerstag gekommen, aber da hatte ich so hohes Fieber. Freitag wollte ich wieder arbeiten, aber dann kam der Rückfall.«
»Wann können Sie denn wieder?«

»Sie kennen mich ja, ich möchte es nächsten Montag wieder versuchen.«
Wenn ich jetzt nicht die arbeitsunfähigkeitsbescheinigende Betreuung übernehmen würde, wäre beim nächsten Arzt die »Wirbelsäulennummer« dran: »Ich kann nicht mehr heben und mich kaum noch bewegen« garantiert die orthopädisch bestätigte Arbeitsunfähigkeit von mindestens fünf Wochen und sechs Tagen.
Ich habe den Eindruck, daß die meisten technischen Arbeitsplätze in der Lufthansa-Werft dreifach besetzt sind. Einer ist in Urlaub, einer krank und der Dritte hält die Stellung. Ich meine schon, daß hier die Personalabteilung eines Betriebes gefordert wäre, Arbeitsmoral zu fordern und zu fördern. Für unmoralisch halte ich es, wenn der Personalchef anruft und mich fragt, ob Arbeitnehmer Severin* wirklich krank sei. Erstens bin ich an die ärztliche Schweigepflicht gebunden, und zweitens soll sich der Personalchef doch selbst seine Meinung bilden – und hoffentlich die Konsequenz ziehen.
Die zwangsläufige Folgerung aus diesen praxistäglichen Begebenheiten habe ich auf der erwähnten kassenärztlichen Versammlung so formuliert: Trennung der Ärzteschaft in Diagnostiker, Therapeuten und Gutachter. Wobei letztgenannte Gruppe sicher am leichtesten zu besetzen wäre, wenn ich an die Selbstgefälligkeit der jungen Kollegen denke, die von ihrem Abiturnotenschnitt in den Beruf getrieben worden sind. Bei vielen steht leider nicht die Uraufgabe des Arztes, zu helfen, im Vordergrund, sondern der Wille, recht zu behalten: »Richter in weiß«. Meine Grenze der Gutachter- und Attestierertätigkeit ist lange erreicht. Nur die beschriebenen Vorteile für wirklich Bedürftige (»Verdünnung des Krankenscheindurchschnitts«) lassen mich die Simulanten und raffinierten Sozialnutzer ertragen.
Manchmal erlebe ich Extremfälle, die ganz unglaublich klingen. Sie verdeutlichen in erschreckender Weise die

Unfähigkeit der Politiker, die anstehenden wichtigen Probleme zu lösen.
Eines Tages erscheint in meiner Praxis der 25jährige Asylbewerber Jurek Stanislawski* mit seiner Ehefrau und seinen beiden kleinen Kindern. Herr Stanislawski möchte sich Massagen verschreiben lassen. Er spricht nur wenig Deutsch und hat als Masseur einen Landsmann gefunden, mit dem er zwei Fliegen mit einer Klappe schlagen kann: Lockerung der Muskulatur und ein Plausch über die Heimat. Der Masseur hat den zweifelsfrei wohlmeinenden Rat gegeben, den Versicherungsträger an den Therapiekosten zu beteiligen.
Zu der Geschichte gehört noch Frau Wilma Grabert*. Sie ist 76 Jahre alt und seit über zehn Jahren meine Patientin. Bis zur Selbstaufgabe hat sie fast 20 Jahre lang ihren Lebensgefährten gepflegt, nachdem dieser infolge seiner schweren Zuckerkrankheit beidseitig beinamputiert worden war. Wilma Grabert hat sich gefreut, als sein Rollstuhl von der Krankenkasse genehmigt wurde. Sie liebte ihren Lebensgefährten und hatte sich nie Gedanken darüber gemacht, ob die aufopferungsvolle Pflege von der Krankenkasse bezahlt werden müßte. Eine Pflegeversicherung gab es noch nicht. Wilma Grabert lebte mit ihrem Lebensgefährten in einer glücklichen Gemeinschaft. Sie hätte die ehegleiche Verbindung gern »legalisiert« – indes: die Sozialversicherungsbestimmungen ließen dies nicht zu. Ihr Ehemann war im Krieg gefallen, und ihre Kriegswitwenrente war inzwischen auf bescheidene 800 Mark angewachsen. Die Rente ihres Lebensgefährten Bernhard Stöver* in Höhe von 3500 Mark war daher lebensnotwendig. Eine Heirat hätte die Bilanz wesentlich verschlechtert.
Bernhard Stöver war inzwischen an einem Schlaganfall gestorben. Ich hatte vor fünf Jahren schwere Bedenken, daß Wilma Grabert diesen Schicksalsschlag verkraften würde. Aber sie hatte sich neue Aufgaben gesucht und sich einem Gesangsverein angeschlossen. Regelmäßig kam sie zu

Kontrolluntersuchungen in meine Praxis. Die Behandlung war Routine: Blutdruckmessungen, von Zeit zu Zeit Laborkontrollen, insbesondere des Blutzuckers. Wilma Grabert hatte keine Probleme – bis sie mich eines Tages bat, ein preisgünstigeres Medikament zu verordnen. Sie sei zwar mit dem bisherigen sehr gut zurechtgekommen, könne sich aber die abermals erhöhte Zuzahlung des »Patientenanteils« nicht mehr leisten. Natürlich kenne sie die »Härtefallregelung«, ihr Einkommen liege aber gering darüber, so daß sie nicht in den Genuß einer Befreiung von der Zuzahlung komme.
Wilma Grabert hatte als Krankenschwester im Osten gedient und sprach einigermaßen polnisch. So kam sie mit dem Asylbewerber Jurek Stanislawski ins Gespräch. So weit, daß sie uns sein Anliegen übersetzen konnte.
Meine Mitarbeiterin wies darauf hin, daß wir ohne vorliegenden »Behandlungsausweis« (»Krankenschein«) nichts verordnen dürften. Da legte Herr Stanislawski alle Papiere, die er mit sich trug, auf den Tisch. Dabei war eine Abrechnung des Sozialamtes, und Wilma Grabert, die seit Jahren mit 800 Mark auskommen mußte, erfuhr zu ihrer Überraschung, daß die Familie Stanislawski mit rund 2800 Mark im Monat unterstützt wurde.
Ich hätte die Geschichte für unmöglich gehalten, wenn mir nicht einige Monate zuvor der Asylbewerber Anthony Suali* in der Praxis begegnet wäre. Der junge Mann hatte sich verlaufen. Er wollte eigentlich zum Zahnarzt – um seiner behördlich auferlegten Behandlungspflicht nachzukommen. Bei der amtlichen Aufnahmeuntersuchung hatte die Kommission ein kariöses Gebiß diagnostiziert. Anthony Suali hatte eigentlich nie Probleme mit seinen Zähnen gehabt. Die Kommission aber bestand auf Sanierung: Asyl nur mit gesundem Gebiß. Und so kam der Patient mit einem »Gutschein über 6000 Mark«. Wir konnten helfen: ein guter Zahnarzt praktiziert zwei Stockwerke unter uns.

Selbstverständlich soll Asylbewerbern und Asylanten **geholfen werden.** Aber irgendwie muß doch ein Rest von **sinnvoller Verhältnismäßigkeit** gewahrt bleiben.

Gefängnismedizin: Spiegel eines »freien« Berufs

Ich habe es wiederholt deutlich gemacht: Der Arztberuf müßte ein wirklich »freier« Beruf sein. Der Arzt müßte allein dem Wohl des Patienten verantwortlich sein, nicht aber den kruden Gedanken der Verwaltungsbüttel. Wohin es führt, wenn Ärzte in das Korsett von praxisfernen Vorschriften gepreßt werden, zeigt in extremer Weise die Gefängnismedizin. Das Beispiel kann in die »Freiheit« übertragen werden.

Ich habe einige Monate als Gefängnisarzt gearbeitet. Dieser Arbeitsplatz schien mir damals so exotisch, daß ich ihn unbedingt haben wollte. Er war exotisch, aber auf ganz andere Weise, als ich es mir vorgestellt hatte. Ich machte zum ersten Mal in meinem Leben die Erfahrung, daß Nichtstun höchster Streß sein kann und zu bleierner Müdigkeit führt. Die Arbeitsplatzbeschreibung ist ein weiteres Beispiel dafür, daß Beamtentum und innovatives Denken und Handeln nicht in Einklang zu bringen sind. Damit ist eine Verbeamtung das Todesurteil für den Arzt.

Ich fing 1973 als Medizinalassistent auf der inneren Abteilung des »ZKH« an. ZKH bedeutet Zentralkrankenhaus (des Strafvollzugs in Hamburg). Neben dem Chefarzt und mir arbeiteten auf dieser Abteilung ein weiterer Medizinalassistent, und damit waren wir zu 200 Prozent überbesetzt. Nach Stellenplan war allerdings der Idealzustand dadurch erreicht, daß wir Medizinalassistenten uns eine Assistentenstelle teilten. Das hatte den Vorteil, daß wir nichtvorhandene Aufgaben lösen durften, für die eigentlich eine höhere Qualifikation erforderlich gewesen wäre.

Mein damaliger Arbeitstag dürfte auch für die heutige Situation des beamteten Arzttums typisch sein: Arbeitsbeginn war offiziell neun Uhr. Es entsprach dem Gebot der Höflichkeit, gegen 9.30 Uhr zu erscheinen, damit der Chef nicht zu lange allein saß. Wir begannen dann sofort, die Weltlage zu erörtern, unterbrochen nur von Ausführungen des Chefs zur Harmonielehre. Er war leidenschaftlicher Hammond-Organist.
Manchmal kam an solchen Vormittagen Oberpfleger Redmann* herein und legte den Antrag eines Gefangenen auf »Butterzulage« oder »Aushändigung privateigener Hausschuhe« vor. Das veranlaßte uns dann regelmäßig zu einem Exkurs über die Neuordnung des modernen Strafvollzugs. Und genauso regelmäßig schrieb der Chef das Fazit unserer Diskussionen unter den Antrag: Gegen die Behändigung von Butter statt Margarine bestehen ärztlicherseits keine Bedenken. Oder – natürlich –: Gegen die Behändigung privateigener Hausschuhe bestehen ärztlicherseits keine Bedenken. Damit war der Schwarze Peter wieder beim Strafvollzugsleiter. Und der hatte dann für einige Tage die verantwortungsvolle Aufgabe, eine individuelle Entscheidung zu treffen. Wir Spezialisten der medizinischen Abteilung aber hatten wieder Muße, uns auf das Mittagessen vorzubereiten.
Je nach Belegung der Hamburger Strafanstalten war das von teilweise erlesener Qualität. Die Idealbesetzung für diesen Bereich war ein Drei-Sterne-Koch, der aus niederem Beweggrund einen Gast erschlagen hatte. Damit war ein Mindestverbleib von 15 Jahren gewährleistet. (Ein Totschlag im Affekt hätte diese kostbare Zeit wesentlich verkürzt). Meist gab es ausreichend nouvelle-cuisine-erfahrene Gewaltverbrecher, die dem verwaltungsvorschriftsmäßig beamteten Chefkoch als Beiköche zur Hand gingen. Die Mittagsmahlzeit war somit häufig der Höhepunkt des Tages. Wenn allerdings einem hochstaplerischen Kopfschlächter die Auswahl des Fleisches oblag, nä-

herte sich die Qualität dem Standard einfacher Hamburger Staatskantinen. Auch die schwarze Brigade war vom Chef de rang bis hinunter zum Hilfskellner zeitweise so besetzt, daß sie dem Personenverzeichnis des »guide michelin« hätte entnommen sein können.
Zu meiner Zeit servierte ein in Untersuchungshaft sitzender Großhotelier. Dem war es in der Zelle zu langweilig geworden und so hatte er es sich – mit täglich frisch gestärktem Servierjäckchen – zur Aufgabe gemacht, Wachtmeister und Amtmänner in der korrekten Besteckfolge zu schulen. Wenn wir dann todmüde von dem opulenten Mahl in unseren Medizinbereich zurückkehrten, war keinem der Sinn mehr nach anspruchsvollen Diskussionen. Wir versuchten vielmehr, Kraft zu sammeln für den einzigen Neuzugang des Tages, bei dessen Aufnahme die Frage zu entscheiden war, ob sein Fußpilz eine stationäre Unterbringung rechtfertigte.
Gegen 15 Uhr verließ ich pflichtgemäß den Dienst und fiel zu Hause gestreßt vom Nichtstun ins Bett.
Dennoch war diese Zeit sehr wertvoll. Im Nachtdienst war Zeit für ausführliche Gespräche mit Mördern, Hochstaplern, Klein- und Großbetrügern, Dieben und Hehlern. Auge und Ohr für das Erkennen von Unredlichkeit wurden geschult – eine Fähigkeit, die mir später in der Praxis sehr zugute gekommen ist. Natürlich sind mir auch menschliche Tragödien begegnet, die mich die Unzulänglichkeiten (beamteter) Rechtsprechung deutlicher sehen ließen.
Da war zum Beispiel Erwin*, der als Kalfaktor (Gefangener, der Hilfsdienste versieht) auf meiner Station eingesetzt war. Erwin war 60 Jahre alt, ein liebenswerter ehemaliger Seemann, hochgradig zuckerkrank und seit 20 Jahren ununterbrochen im Knast. Was hatte er verbrochen? Er hatte 18mal hintereinander bei Karstadt eine Flasche Korn geklaut, und damit war Erwin Gewohnheitsverbrecher. Bei der ungünstigen Sozialprognose, die von den psycho-

logischen Gutachtern gestellt worden war, war Erwin eine derartige Gefahr für die Allgemeinheit, daß er in Sicherungsverwahrung genommen wurde, aus der es kaum ein Entrinnen gab.

Erwin ist später im Knast gestorben. Hätte man ihm doch zweimal pro Woche vom Sozialamt einen Liter Schnaps überreicht – er hätte die Allgemeinheit ungleich weniger gekostet. Vielleicht hätte er sich für diese von Zeit zu Zeit noch als Gärtner etwas nützlich gemacht. Glücklicherweise ist für diesen Bagatellbereich der Irrsinn Sicherungsverwahrung inzwischen abgeschafft worden.

Die Typen, die ich im Zentralkrankenhaus kennengelernt hatte, veranlaßten mich, einige Monate später noch einmal für ein Vierteljahr in den Staatsdienst zu treten. Die Stelle des Anstaltsarztes in der »Anstalt 2« des ehemaligen Zuchthauses Fuhlsbüttel war vertretungsweise zu besetzen. Ich wurde nicht enttäuscht: Das war die Welt der Serienmörder und Großbetrüger. Erbarmungswürdige Psychopathen, von denen ich häufig den Eindruck hatte, daß sie auf der Bühne des Gefängnisses die Rolle zu spielen suchten, die ihnen in den Berichten der Presse über ihren Fall vorgeschrieben worden war. Der »Frauenheld und Serienmörder von Lübeck« degenerierte im Knast allerdings zu einem weinerlichen minderbegabten Simulanten.

Ein anderer war erfolgreicher. Ein Großbetrüger, der Tausende von Kleinanlegern und Sparern um ihr Geld gebracht hatte, kam eines Tages in meine Sprechstunde in »Fu 2« und klagte über ein leichtes Ziehen in der linken Brust. Er verweigerte schon das Abhören (was auch wirklich überflüssig war und nur einen Schaueffekt gehabt hätte), so daß ich ihm zu meiner Absicherung anbot, ein Belastungs-EKG im Zentralkrankenhaus machen zu lassen. Darauf er: »Passen Sie auf, Doktor. Ich will nicht von Gefängnisärzten untersucht werden, sondern nur von Professor Sindermann* in Eppendorf.« Professor Sindermann war ein in der Welt anerkannter Kardiologe (Herzspezia-

list), und Eppendorf war ein weithin anerkanntes Zentrum für Herzerkrankungen.
Die Wartezeit für einen schwerstkranken Normalbürger, von Professor Sindermann untersucht zu werden, betrug mindestens ein halbes Jahr. Auch wenn eine lebenserhaltende Herzoperation zu erwarten war. Nachdem ich dem Großbetrüger nun erklärt hatte, daß ich medizinisch keine Bedenken gegen eine Vorstellung in Eppendorf hätte, stellte dieser einen Antrag auf Ausführung an seinen Abteilungsleiter. Sieben (!) Tage später wurde der Großbetrüger bei der kurz vor der Emeritierung stehenden Weltkapazität für Kardiologie vorgestellt.
Und eine weitere Woche später erhielt ich als Anstaltsarzt die Kopie des dreiseitigen persönlichen Briefs von Prof. Sindermann an seinen Patienten. Der wesentliche Inhalt ist mir in Erinnerung geblieben, und auch Eingangs- und Schlußformel sind mir gegenwärtig.
»Mein lieber Herr ...
auf Grund Ihrer Beschwerden haben wir, wie Sie wissen, bei ihnen eine gründliche kardiologische Untersuchung durchgeführt. Die Ergometrie hatte folgenden Befund ... Weitere Untersuchungen ergaben ... Alle Befunde sind vollkommen im Normbereich ... Sie sind als vollkommen herzgesund anzusehen ...
Dann zeigte der Kardiologe, daß er auch auf Nebengebieten versiert ist: »Ich glaube, mein lieber Herr ..., daß Ihre Beschwerden ausschließlich vegetativ zu deuten sind. Wir erleben es häufig, daß Patienten in außergewöhnlichen Situationen ... Ich bin sicher, daß an Ihrem Zustand die Haftbedingungen Schuld sind ... Ich empfehle Ihnen daher, bei Ihrem Abteilungsleiter vorstellig zu werden mit dem Ziel, eine Erleichterung Ihrer Haftbedingungen zu erreichen. Meiner uneingeschränkten Unterstützung können Sie dabei gewiß sein.«
Und jetzt schließt der Papst der Kardiologen sein Schreiben an den kerngesunden Großbetrüger: »Ich danke Ih-

nen für die vertrauensvolle Vorstellung und wünsche Ihnen für die Zukunft alles erdenklich Gute. Mit dem Ausdruck ergebenster Hochachtung bin ich Ihr gez. Sindermann.
P.S. Bei Wiederauftreten von Beschwerden stehe ich jederzeit gern wieder zu Ihrer Verfügung.«
Ich habe mich lange gefragt, ob der Herzpapst verrückt geworden war. Heute weiß ich, daß auch Eppendorf einen Vorteil von der Geschichte hatte. Die für den Großbetrüger aufgewendete Zeit hatte ausgereicht, einen Schwerkranken von der Warteliste wegsterben zu lassen.
Die Situation ist, wie ich schon geschildert habe, heute anders. Wer morgens ein Ziehen verspürt, kann nachmittags bereits in einem Millionen teuren Herz-Zentrum mit einem Herzkatheter untersucht werden. Damals hätte ich nach meiner Erfahrung den dringlichsten Herzpatienten den Rat geben müssen, einen kleinen »Bruch zu machen«, um über den Umweg über das Gefängnis schneller untersucht – und behandelt zu werden. Es hätte auch nicht funktioniert, weil der Patient entweder für prozeß- oder haftunfähig erklärt worden wäre.
Die richtige Erklärung für diese phantastische Geschichte ist natürlich, daß auch fachliche Größe nicht ohne weiteres Zivilcourage bedingt. Oder: Je frecher das Auftreten, umso größer die Zuwendung. Oder: Professor Sindermann hatte die beiden Begleitbeamten für die Ehreneskorte eines zu unrecht inhaftierten Prominenten gehalten.
Kurze Zeit nach diesem Vorfall quittierte ich den Staatsdienst, nicht ohne vorher noch entscheidende Impulse für das Gutachterwesen gegeben zu haben. Ich bekam nämlich noch einen besonders umfangreich formulierten Antrag eines Serieneinbrechers auf Aushändigung privateigener Hausschuhe: »Vorlage Herrn Anstaltsarzt mit der Frage, ob aus medizinischer Sicht eigene Hausschuhe erforderlich. gez. Der Anstaltsleiter.«
Nach einem einseitigen Gutachten, in dem ich die Vorteile

der gefängnisspezifischen Echtlederpantoffeln denen der privaten Filzlatschen gegenüberstellte, schrieb ich abschließend: »Wegen der Grundsätzlichkeit des Falles bitte ich auch, Herrn Anstaltspfarrer zu befragen, ob aus theologischer Sicht Bedenken gegen Privathausschuhe bestehen.« Dessen Stellungnahme ist mir dann nicht mehr bekannt geworden.

Der Arztberuf: Anspruch und Wirklichkeit

Der Patient hat Anspruch auf Hilfe und Heilung. Der Arzt aber hat Anspruch darauf, daß man ihn helfen und heilen läßt. Ein weiteres Beispiel, daß die Wirklichkeit davon weit entfernt ist, begegnete mir im März 1994.
Ich fuhr nach Leipzig, um auf der dort stattfindenden EUROMED einen Vortrag über die Sauerstoff-Mehrschritt-Therapie zu halten. Die EUROMED '94 nannte sich »3. Med. Fachmesse und Kongreß.« Den Standard für solche Veranstaltungen hat die MEDICA in Düsseldorf gesetzt: eine jährlich stattfindende medizinische Fachmesse, die wohl auf der Welt ihresgleichen sucht. Wer als Arzt etwas auf sich hält oder etwas Spezielles sucht, fährt nach Düsseldorf. Die meisten tun es nur einmal, denn die MEDICA ist eher etwas für robuste Naturen. Schon nach kurzer Zeit in den riesigen übervollen Hallen merkt man, daß man sein Ziel nicht finden wird: An Messeständen, auf denen es etwas wirklich interessantes Neues zu sehen gibt, drängen sich Dutzende Menschen: ein Durchkommen, geschweige denn eine nähere Beschäftigung mit der Neuheit, ist schier unmöglich. Der Besucher erkennt rasch: Nur Überleben ist wichtig – und verläßt die Messe. Entweder fährt er nach Hause, oder er geht in die Düsseldorfer Altstadt, falls er unvorsichtigerweise ein Hotel gebucht hat und noch eine Nacht bleiben muß.
In Leipzig aber war nichts los: Leere Hallen, unzufriedene Aussteller. Es wäre eine kleine Hoffnung für eine Wende zur Besserung der ärztlichen Qualität, wenn das Programm dieser Leipziger Messe verantwortlich für das Des-

interesse wäre. Ich fand im Kongressprogramm als nicht zu übertreffende Verhöhnung des praktisch tätigen Arztes das Seminar: VERSCHLÜSSELUNG DER DIAGNOSEN IN DER VERTRAGSARZTPRAXIS NACH DER ICD (»International Classification of Diseases« = Internationale Einordnung von Krankheiten). Sage und schreibe volle dreieinhalb Stunden wollte man sich mit diesem für den niedergelassenen Arzt völlig unsinnigen Thema beschäftigen. Sogar eine Professorin war aufgeboten. Sie sollte aus Hannover anreisen und das Thema »Die qualitativen Anforderungen der Allgemeinmedizin an eine problemorientierte Verschlüsselung« zum besten geben. Ein Doktor aus Linz/Österreich wollte partout die Ärzte mit dem »Stand der Verschlüsselung der Diagnosen im deutschsprachigen Ausland – Österreich und Schweiz« – bekanntmachen.
Die Schamlosigkeit der Registraturexperten und ihrer willfährigen medizinstatistischen Helfer hatte offenbar eine letzte Hürde übersprungen: Wir sollten uns noch weniger Zeit für den Patienten, aber umso mehr für die Dechiffrierspezialisten der anderen Seite nehmen. Was voraussetzte, daß wir selbst zu Chiffrierkünstlern würden. Ich bin sicher, daß die Kassenärzte auch diesen Auftrag erfüllen werden. Wir schreiben nicht mehr »Arterielle Verschlußkrankheit« oder »Brustkrebs« oder »Knieprellung links« auf den Krankenschein, sondern etwa »56239751749« »85691327538« »16529846264«. Natürlich erst, nachdem wir den Chiffrierkatalog gründlich studiert haben. Und auf der anderen Seite nehmen die Beamten der Kassen den *De*chiffrierkatalog zur Hand. Und anschließend notieren sie – falls der Code nicht inzwischen durch Feindeinwirkung verändert wurde«: »Arterielle Verschlußkrankheit« »Brustkrebs« »Knieprellung links«. Einer meiner ehemaligen Chefs pflegte Dinge wie diese beim Namen zu nennen: Ein Stück aus dem Tollhaus. Ich füge hinzu: Schönen Gruß an Kommandant Mielke.

Auf andere Weise strapaziös sind die riesigen Fachkongresse mit bombastischen Namen wie etwa WELT-KREBS-KONGRESS. Tagelang streiten sich innerhalb eines gewaltigen unüberschaubaren Programms Forscher aus aller Welt zum Beispiel darüber, ob die Zahl der Krebstoten in Tokio gleich hoch wäre, wenn die Bevölkerung von Tokio aus New Yorkern bestehen würde. Das Ganze spielt sich womöglich in Hamburg ab. Mit nicht zu übertreffender Arroganz und Ignoranz wird theoretisiert: je unwahrscheinlicher das Szenario, desto höher der Grad der Anerkennung. Je komplizierter und damit unverständlicher die Darstellung eines Themas, desto beifälliger das Gemurmel der ärztlichen Zuhörer – die über allem ganz vergessen, warum sie eigentlich zu dem Kongreß gekommen sind: Nämlich, um vielleicht doch einmal von einer neuen Therapie zu hören, mit der sie ihren Patienten wirkungsvoll helfen können.
Ein namhafter internationaler Krebsforscher hat es so formuliert: Wir wissen heute theoretisch soviel über den Krebs wie über keine andere Krankheit. Und können im Verhältnis dazu kaum mehr helfen, als vor 20 oder mehr Jahren.
All dessen ungeachtet wird das Ergebnis eines solchen Kongresses bekanntgegeben. Es ist immer erfreulich, denn es lautet: »Wir haben in diesen Tagen viel gelernt.« So Professor Wannenmacher, der amtierende Präsident der Deutschen Krebsgesellschaft, in einer Talkshow des Norddeutschen Rundfunks am 11. März 1994 anläßlich des gerade zu Ende gegangenen deutschen Krebskongresses.
Nichts gelernt hatte man offensichtlich über die so wichtige psychische Betreuung des Krebspatienten. Sie war vermutlich auch gar nicht zur Sprache gekommen bei all den statistischen Spielereien. Eine Diskussionsteilnehmerin hielt dem Krebspräsidenten das vor, was auch ich täglich in der Praxis erlebe: Die Patienten fühlen sich miserabel betreut. Sie haben das – offenbar durchaus zutreffende

– Gefühl, daß sich die meisten Ärzte mit der Gesamtsituation des Krebskranken nicht auskennen. Es werden daher unvernünftige, nicht praktikable, absurde und wie schon erwähnt inhumane Ratschläge gegeben wie: »Gehen Sie nach Hause, ordnen Sie Ihre Sachen, Sie haben noch drei Monate zu leben!«
Professor Wannenmacher lehnte sich zurück und erwiderte mit charmantem Lächeln: »Sie müssen nicht alles glauben. Gerade die psychische Betreuung der Patienten durch unsere Krankenhausärzte ist hervorragend. An vielen Krankenhäusern sind Balint-Gruppen eingerichtet worden, in denen sich die Ärzte auf diesem wichtigen Gebiet fortbilden.«
Natürlich blieb der Begriff »Balint-Gruppe« – wie so oft – unerklärt. Es handelt sich dabei um Zusammenkünfte von Ärzten, die eigene Patienten vorstellen und anhand deren Probleme über die psychologischen Beziehungen im Arzt-Patienten-Verhältnis diskutieren. Dabei sollte natürlich immer das Ziel sein, dieses Verhältnis zu verbessern. Zum Beispiel dadurch, daß durch gegenseitiges Verstehen Vertrauen wächst. Voraussetzung für eine fruchtbare »Balint-Arbeit« ist allerdings, daß unter den teilnehmenden Ärzten gegenseitiges Vertrauen herrscht. Und ich bin sicher, daß es das nur noch in ganz seltenen Fällen gibt. Gerade bei der Generation der Jungärzte.
Wo sollten sie Vertrauen auch gelernt haben? Schon das heutige Schulsystem zwingt zu einem gnadenlosen Konkurrenzkampf. Der Abiturnoten-Schnitt ist der Hauptmaßstab für das Erhaschen eines Studienplatzes. Dabei haben auch die minderbegabten Fleißarbeiter eine Chance. Und diejenigen, die ihre »Leistungsfächer« in der Schule geschickt gewählt haben und Meister des »Abschreibens« sind. Die früh geschickt verstehen, zu nehmen und ebenso geschickt, das »Geben« zu vermeiden. Dem Schulkurs-Nachbarn zu helfen, könnte die Notenrelation ja zum eigenen Nachteil verändern!

Es dürfte unbestritten sein, daß bis zum Abituralter der Charakter wesentlich geformt ist. Und so produziert unser Schulsystem Massen von Menschen, die wir immer noch – vulgär, aber treffend – »Charakterschweine« nennen. Wie sollen diese Jungärzte, zum Ellenbogen-Gebrauch gedrillt, in »Balint-Gruppen« die Notwendigkeit erkennen, sich ihren Kollegen zu öffnen. Und wo plötzlich die Sensibilität hernehmen, auf die seelischen Nöte ihrer Patienten einzugehen? Der Maßstab des Erfolgs an den Krankenhäusern ist heute die Kürze des Aufenthalts, nicht die Zahl der Stunden, die der Arzt mit dem Patienten gesprochen hat. Auch dieser Maßstab ist von den leitenden Verwaltern (Nichtärzten!) gesetzt. Aber die Ärzte tragen hohe Mitschuld, denn sie haben sich diesen bedingungslos untergeordnet.

Dabei wäre es heute einfach, die Zeit sinnvoll zu nutzen. Im Vergleich zu früher – ich meine die siebziger Jahre, in denen ich Jungarzt war – sind die Abteilungen in den Krankenhäusern gut besetzt. Wenn wir früher auf einer geburtshilflich-gynäkologischen Abteilung Chefarzt, Oberärztin und drei Assistenten waren (was bedeutete, daß man jede dritte Nacht Dienst hatte, wenn einer in Urlaub war, jede zweite), so ist dieselbe Abteilung heute normalerweise mit zwei Oberärzten und einer Vielzahl von Assistenten besetzt. Zeit für das so wichtige Gespräch mit dem Patienten wäre also reichlich vorhanden. Aber es gibt weitere Barrikaden, die das verhindern: zum Beispiel die Erfüllung des Operationskatalogs. Als ob der niedergelassene Gynäkologe jemals wieder eine Gebärmutter herausnehmen würde! Oder der Allgemeinchirurg einen Teil des Darms.

Ich kenne einen Operateur, der gut mit den Patienten umgehen konnte, aber handwerklich so ungeschickt war, daß allein aus diesem Grund die Allgemeinnarkose ein absolutes Muß bei seinen Operationen war. Die Patienten durften auf keinen Fall sehen und hören, was mit ihnen pas-

sierte. Wenn wir diesem Kollegen assistierten, hatten wir uns nämlich angewöhnt, wie die Blindenhunde zu knurren, wenn der Schnitt zu grob in die falsche Richtung zu gehen drohte. Auch dieser Kollege bekam seinen Facharzt, mußte aber dem Chefarzt zuvor in die Hand versprechen, danach nie wieder zu operieren.
Die angehenden Internisten kämpfen um die Zahl der Bauchspiegelungen oder der Ultraschalluntersuchungen. Oder sie wetteifern darum, ein normales EKG, das mit einem Wort (»unauffällig«) zu beschreiben wäre, seitenlang zu »befunden«. In jedem Fall führt der Weg zum Facharzt bei den Internisten nur über die Menge der erbrachten diagnostischen Leistungen. Ein ärztlicher Künstler (von denen es im Zeitalter der »Vor-Apparate-Medizin« viele gab), der nur durch den Gebrauch seiner Sinne die richtige Diagnose stellte – und dann mit einer wirkungsvollen Therapie begann, wäre im Facharzt-Zeitalter wenn nicht undenkbar, so doch belächelter Außenseiter.
Nochmals: nichts gegen die »Fachärzte für Diagnostik« – sie sollen ihre Hilfswissenschaft weiter betreiben. Im Vordergrund aber muß der »Facharzt für Therapie«, einfacher und besser: *der Therapeut* stehen.
Zurück zu Professor Wannenmacher, dem Krebspräsidenten, der in der Sendung des NDR seine Unwissenheit trefflich unter Beweis stellte. Allerdings nur für Eingeweihte. Bei der Masse der Zuhörer wurde der glänzende Eindruck von der Überlegenheit und Unfehlbarkeit der Kommando-Medizin nur gestärkt.
Die inflationär gewordene Selbstdarstellung der »Kommando-Medizin« macht mich regelrecht wütend. Wissen diese Leute es wirklich nicht besser! Oder warum verfälschen sie die Wahrheit? Diese Art von »Diskussionen« ist unerträglich geworden, zumal in den Podiumsrunden sich die mikrofonbewaffneten (und darum gegen das Publikum geschützten) eitlen Protagonisten der Funktionärsmedizin die Bälle zuwerfen. Mit Hilfe entweder völlig uninformier-

ter oder ebenso indolenter Moderatoren. Da fragt z.B. der Starmoderator Schmidt-Nadolny*: »Herr Professor Schönberg*, habe ich Sie auf Ihrem hochinteressanten Vortrag vor den FREUNDEN DER CHEMOTHERAPIE* richtig verstanden, wenn Sie sagten, daß die Chemotherapie in Deutschland ein ausgesprochen hohes Niveau habe? Wenn ja, erklären Sie uns das doch bitte!«
Da legt Professor Schönberg wie ein Politiker los: »Vielen Dank, Herr Schmidt-Nadolny, daß sie mir hier Gelegenheit geben, einige Mißverständnisse aufzuklären. Eines muß doch einmal ganz klar gesagt werden. Die Krebstherapie in Deutschland befindet sich auf einem ganz hohen Niveau. Insbesondere die Chemotherapie ist heute unverzichtbarer denn je.«
»Ja, aber . . .«
»Lassen Sie mich noch eines ganz kurz sagen: Für die zytostatische Chemotherapie des Krebses gibt es heute keine Alternative. Zwar müssen wir für die hervorragende Wirkung der Chemotherapeutika auch einige Nebenwirkungen in Kauf nehmen. Aber da gibt es nun wirklich hochwirksame Medikamente, die diese Nebenwirkungen – ich denke da an die vereinzelt auftretenden Übelkeiten – sicher beseitigen. Es gibt heute gar keinen Grund mehr, auf die Chemotherapie zu verzichten.«
Professor Schönberg ist jetzt so weit, daß er ungestört sein phantastisches Gemälde zu Ende malen könnte. Denn Moderator Schmidt-Nadolny ist tief beeindruckt von dem bramarbasierenden Wissenschafts-Darsteller. Nur die im Publikum sitzenden Betroffenen, die zufällig Einlaß gefunden haben, murren, da sie es besser wissen. Aber sie kommen nicht zu Wort. Und von den Ärzten, die es besser wissen, weil sie die adjuvanten Therapiemethoden beherrschen und deren Erfolge bei den Patienten täglich sehen, ist keiner eingeladen.

Die Ausbildung des Arztes

Das größte Problem ist zweifellos der gegenwärtige Aufbau des Medizinstudiums. Es beginnt mit dem unsäglichen Frösche-Zerschneiden in den vorklinischen Semestern: Die harmlosen Tiere werden mit einer einfachen Schere »dekapitiert« (enthauptet). Der Leichnam dient dann für allerlei Versuche. So kann beispielsweise beobachtet werden, wie lange ein Froschmuskel zuckt, und daß er durch wiederholte Reize zu ermüden ist. Dieses altbekannte Phänomen kann nun allerdings wesentlich effizienter und völlig schmerzlos am lebenden Studentenbein beobachtet (und gespürt) werden: Je intensiver man sich bewegt, umso müder wird man. Warum für diese Erkenntnis pro Semester Tausende Frösche umgebracht werden müssen – zumal dieser Effekt schon unzählige Male optisch dokumentiert wurde und leicht via Video zu beobachten wäre – bleibt Geheimnis derjenigen, die die Studienpläne erstellen. (Oder soll es zur frühen Abhärtung, genauer: Verrohung des ärztlichen Gemüts beitragen? Genauso, wie ein guter Mafioso mindestens einen Menschen erschossen haben muß, soll der angehende Mediziner offenbar wenigstens einen Frosch enthauptet haben.) Das Ganze würde zur Reduktion der »Ärzteschwemme« noch Sinn machen, wenn die besonders geschickten studentischen Frosch-Schneider auf den Ausbildungsweg zum Tierpräparator umschwenken würden.
Aber auch im Medizinstudium kommen die Präparatoren nicht zu kurz: Ein Semester später können sie an der menschlichen Leiche herumsäbeln. Es erreicht zwar nie-

mand die anatomische Meisterschaft eines Leonardo da Vinci, aber der Forscherdrang wird bei sensiblen Naturen weiter angestachelt. Diese »Jung-Forscher« brauchen sich nicht lange zu gedulden. Die klinischen Semester sind in Sichtweite.

Und dann geht endlich das Explorieren (Befragen eines Patienten, hauptsächlich zur Vorgeschichte einer Erkrankung), Auskultieren (Abhorchen), Palpieren (Abtasten) und Perkutieren (Abklopfen) los. Zum Glück werden die angehenden Ärzte im Unklaren darüber gelassen, von wie fragwürdigem Nutzen solches Tun im späteren Beruf ist. Und – weitgehend auf sich selbst gestellt und mit dem Froschschenkel im Tornister – ähnelt der Umgang der angehenden Mediziner mit den schutzlosen Patienten der »akademischen Lehrkrankenhäuser« häufig einer seelischen Vivisektion. Wüßten die Studenten, was später auf Sie im Beruf zukommt, sie würden nicht mit solchem Feuereifer in die entsprechenden Kurse gehen. Wer sich das Studienangebot ansieht, muß den Eindruck gewinnen, »Medizin« sei ein rein diagnostisches Fach. Er sucht das Studienfach »Therapie« vergebens. Und genau hier liegt der Schlüssel für die spätere Fehlentwicklung der Ärzte. Das Ganze wäre auch gar nicht so dramatisch, wenn es irgendwann zu einer Gewichtung käme, die den unterschiedlichen Wert von Diagnostik und Therapie für den Patienten korrigiert.

So aber bleiben die Trägen unter den Studenten auf ewig reine Diagnostiker. Und nur die Weiterdenkenden, die den ursprünglichen Sinn des Arzttums (»Helfen und Heilen«) – wie auch immer – begreifen, bemühen sich, ihre mehr zufällig und nebenbei erworbenen Kenntnisse von therapeutischen Verfahren zu erweitern.

Die anderen aber werden gehätschelt von den Definitionskünstlern der Abrechnungskataloge: Reine Diagnostiker wie die Anwender und ihnen darum im Geiste verpflichtet. Und so geschieht es, daß die einfachsten thera-

peutischen Verrichtungen in grotesker Weise fehlbewertet sind.
Eine solche Fehlbewertung hat die immer wieder neu gepriesenen Reformen der Abrechnungskataloge (»Die *ärztliche* Leistung muß höher bewertet werden, am höchsten das *Ärztliche Gespräch*«) überlebt: Nach wie vor wird die Einrichtung eines gebrochenen Fingers geringer bezahlt als die eines gebrochenen Unterschenkels. Die »Experten« sind hier offenbar nach der Devise »Kleines Glied – kleine Leistung, großes Glied – große Leistung« vorgegangen. Wer beides aber schon einmal gemacht hat, weiß, daß die Schwierigkeiten genau umgekehrt sind. Beim Unterschenkel hat man etwas »zum Anpacken«: den Fuß. Ein einziger kräftiger Zug genügt häufig, damit die Bruchenden paßgenau sitzen. Der dann folgende Gips ist für den »Gipspfleger« Routine und im wahrsten Sinne des Wortes »im Handumdrehen« erledigt. Die filigranen Einrichtungsversuche eines Fingergliedes erfordern die Geduld von erzgebirgischen Miniaturbauern. Und wenn dann nach stundenlanger Arbeit die Röntgenkontrolle erfolgt, kann es passieren, daß alles wieder verrutscht ist, also: noch mal von vorn! Die Schienen der Abrechnungskataloge aber sitzen so fest, daß selbst offenkundige Fehlstellungen nicht mehr korrigiert werden.

Dr. Mehr oder das Nachnahmeprinzip

Manchmal wird einem Paradiesvogel der Alternativmedizin Gelegenheit zur Selbstdarstellung gegeben. Nicht die seriös arbeitenden Naturheilkundler, die sich auf naturwissenschaftlichem Fundament bewegen, sind gefragt, sondern die Scharlatane. Je aberwitziger die Behauptungen, um so besser. Es gibt in München einen selbsternannten »Krebsarzt« Dr. Mehr*. Mit der Behauptung, er könne den Zustand von über 90 Prozent der Krebskranken entscheidend bessern, erzielte er eine solche Aufmerksamkeit bei den Medien, daß diese ihm den Ruf eines Wunderheilers verschafft haben. Nur: Diejenigen, die Erfahrung mit der Methode haben, wissen, daß sie nicht wirkt. Ich selbst kenne etwa ein Dutzend Patienten, die »nach Dr. Mehr« behandelt worden sind. Sie standen leider alle auf der anderen Seite der Statistik, das heißt, sie sind inzwischen tot oder es ging ihnen viel schlechter. Leider erfährt *das* der Patient nicht, bevor er nach München pilgert, um sich aus seinem Blut die sündhaft teuren Zubereitungen herstellen zu lassen. Manche finden einen Arzt am Heimatort, der das Blut abnimmt und nach München einschickt. Dann kommt nach einigen Tagen der Telefonanruf: »Halten Sie 2900 Mark in bar für eine Nachnahmesendung bereit. In den nächsten Tagen kommt der Postbote und bringt Ihnen Ihre Zubereitungen. Wenn Sie nicht gleich zahlen, nimmt er sie gleich wieder mit.« Das einzige Verdienst, das Dr. Mehr gebührt, ist, daß er das Nachnahmeprinzip in die Medizin eingeführt hat. Aber solche Scharlatane können über Jahre ungestört ihr schändliches Werk betreiben, ohne daß irgendeine Aufsichtsbehörde einschreitet.

Die Gesundheitsämter oder Wie viele Toiletten braucht der Mensch?

Die Gesundheitsämter wachen lieber darüber, daß es in jeder Arztpraxis zwei Toiletten gibt: eine für die Patienten und eine für das Personal. Und die Ärztekammern lassen lieber ausmessen, ob das Praxisschild die vorgeschriebene Maximalgröße nicht überschreitet.
Diese bittere Erfahrung mußte ich selbst machen. Ich hätte bis zu dem Zeitpunkt alles darauf verwettet, daß auch unsere ärztlichen Funktionäre einen Rest von Berufs-»Stolz« bewahrt haben. Es kam anders. An meine

zweite Praxis hatte ich das übliche Praxisschild gehängt. Nicht in Weiß, wie die meisten meiner Kollegen, sondern goldeloxiert. Das gefiel mir besser, und ich hatte keine Bedenken, zumal ich solche Schilder in Süddeutschland häufig gesehen hatte. Auch der Zahnarzt gegenüber praktizierte hinter einem goldglänzenden Messingschild.
Die ärztliche Konkurrenz ging den einfachsten Weg. Ich wurde bei der Ärztekammer denunziert, daß mein Praxisschild wesentlich größer als zugelassen sei. Ich teilte daraufhin die Maße, die keine Vorschrift verletzten, mit. Nun staunte ich nicht schlecht, als ich eines Morgens gegen sechs Uhr zu meiner Praxis kam. Ich sah vor meinem Praxisschild den Ortsvorsteher der Ärztekammer, einen gestandenen Facharzt, der sich um das Funktionärswesen verdient gemacht hatte. Er hatte sich nach der Vorlage des Films »Der dritte Mann« verkleidet: hochgeschlagener Mantelkragen, Hut in die Stirn gezogen. Dr. Wiesel* klappte gerade seinen Zollstock zusammen, als ich kam, und verschwand grußlos. Die Schildermaße stimmten. Also nahm man am Material Anstoß. Ich hatte allerdings auch schon manchmal gedacht, das mattgold glänzende Schild sei zu unauffällig vor dem braunen Hintergrund des Hauses. Also brach ich einen Quadratmeter der braunen Verkleidung heraus und ersetzte ihn durch weiße Platten. Auf diese schraubte ich das weiße Schild in der vorschriftsmäßigen Größe. Der ärztliche Blockwart Dr. Wiesel und die Ärztekammer hatten ihre Ruhe.
Wie armselig im Geiste mußte Dr. Wiesel gewesen sein, wenn er sich von der Justitiarabteilung der Ärztekammer zu Vermessungsdiensten mißbrauchen ließ! Vielleicht war er aber auch nur auf seinem armseligen Niveau stehengeblieben, weil er nie begriffen hatte, daß der Arztberuf innovativ sein kann. Dabei geht es selten um bahnbrechende Erfindungen oder Neuerungen. Vielmehr darum, aus dem täglich Beobachteten seine Schlüsse zu ziehen und sie für den Patienten nutzbringend einzusetzen.

Die Rezepte: Wege aus dem Dilemma der täglichen Medizin

Ich glaube, daß es im ersten Teil dieses Buches deutlich geworden ist, durch welche und wie viele Widrigkeiten die eigentliche Aufgabe des Arztes – Helfen und Heilen – behindert werden. Noch einmal: Patienten und Ärzte müssen sich wehren. Und sie können sich erfolgreich wehren!
Die Wege dazu möchte ich anhand von detaillierten Beispielen aufzeigen. Ich werde Patienten und meinen Kolleginnen und Kollegen zeigen, wie man mit wenigen Therapieverfahren über 90 Prozent aller in einer allgemeinmedizinischen Praxis vorkommenden Krankheiten bessern oder heilen kann. Gleichzeitig möchte ich Patienten über diese Therapieverfahren und ihre Wirkungen informieren. Ich zeige ihnen, daß es selbst in ausweglosen Situationen Behandlungsmöglichkeiten gibt. Ich will sie ermuntern und ermutigen, diese Verfahren mit ihren Hausärzten zu besprechen und durchführen zu lassen. Und ich will ihnen zeigen, wie man sich gegen Ignoranz und Willkür der »Beamten im weißen Kittel« wehren kann.
Insbesondere die Ärzte unter den Lesern mögen nicht annehmen, daß ich hier endgültige Patentrezepte anzubieten hätte. Das geht gar nicht, weil alles im Fluß ist. Neue Therapien werden hinzukommen. Aber die vorgestellten Verfahren haben sich als besonders wirksam erwiesen. Es hat einige Jahre gedauert, bis ich zu diesem *therapeutischen* Konzept gekommen bin. Diese Jahre können die ärztlichen Leser einsparen.

Der Kampf gegen die Bürokratie – er lohnt sich

Wenn es so etwas wie Lieblingspatienten gibt – Werner Lux* gehört dazu. Ich lernte den damals 42jährigen 1988 kennen, als er mir von seiner Mutter gebracht wurde. Zunächst wußte ich nicht, wer von mir Hilfe erwartete: die hochbetagte, gebrechliche Frau oder der hilflose Mann, den sie im Rollstuhl schob. Ich konnte bei diesem massigen Menschen, der da fast regungslos vor mir saß, unfähig, sich zu artikulieren, nur vermuten, was für ein Bär von Mann er gewesen sein mußte.

Werner Lux war Seemann gewesen. Die Lebensumstände, die für viele, die im Hafen oder auf See arbeiteten, nicht ungewöhnlich waren, wurden im Krankenhausbericht, der mir später gebracht wurde, so umschrieben: »Anamnestisch wird frühere Alkoholkrankheit angegeben, zur Zeit aber abstinent. Nikotinabusus bis zu 100 Zigaretten pro Tag, derzeit ca. 20 Zigaretten pro Tag.«

Natürlich hatte Werner Lux gesoffen und geraucht. Und außerdem gehurt. Aber dafür hatte der Krankenhausarzt wohl keine akademisch passenden Worte gefunden. Und es war vor allem nicht bedeutungsvoll angesichts des Zustands, in dem der Patient sich befand.

Werner Lux wollte gar nichts von mir. Die Mutter brauchte Hilfe: Ein Attest zur Heimunterbringung für ihren Sohn. Er hatte eine wunderschöne Behindertenwohnung, aber es ist für viele Betroffene vollkommen gleichgültig, ob sie in einer normalen Wohnung oder in einer »behindertengerechten« im Bett liegen. Die erbarmungswürdigen Lebensumstände bleiben gleich. Emma Lux

hatte nichts weiter zu tun, als ihrem Sohn Essen zu geben und aufzupassen, daß er nicht mit brennender Zigarette einschlief.
Das Krankheitsbild von Werner Lux wurde beschrieben als: »Zustand nach Hirnstamminfarkt mit Ataxie, Dysarthrie, komplette periphere Facialisparese re. und leichte zentrale Hemiparese links; Klumpfußstellung bds. mit Belastung der Außenkante.« Das Ganze hätte auch einfacher beschrieben werden können: Werner Lux konnte nicht laufen und nicht sprechen. Die Behandlung, die nach der Akuttherapie in einem »Wohn- und Rehabilitationsheim für Schwerkörperbehinderte« über ein Jahr und drei Monate durchgeführt worden war, wurde so beschrieben: »Intensive krankengymnastische Übungsbehandlung, Selbsthilfetraining in der Beschäftigungstherapie, Sprachtherapie, Musiktherapie, laufende ärztliche Betreuung und medikamentöse Therapie.«
Jedenfalls war der Patient danach so weit, daß er in die Obhut seiner Mutter entlassen werden konnte. Oder es war gegenüber der Verwaltung nicht länger zu verantworten, ihn stationär zu behandeln.
Von der Sauerstoff-Mehrschritt-Therapie hatte Emma Lux noch nie etwas gehört. Im Gegenteil, sie war äußerst skeptisch, als ich ihr vorschlug, das ursprünglich erbetene Attest durch ein anderes zu ersetzen. Erst als ich ihr klarmachte, daß die Erfolgsaussichten, ihren Sohn zu mobilisieren, gut seien, war sie einverstanden. Und so schrieb ich:
»Ärztliches Attest zur Vorlage bei der Krankenkasse
Herr Lux hat sich in Begleitung seiner Mutter in meine hausärztliche Behandlung begeben.
Nach einem Hirnstamminfarkt 1986 besteht jetzt ein hirnorganisches Psychosyndrom mit Ataxie, Facialisparese rechts mit dysarthritischer Sprachstörung, Taubheit auf dem re. Ohr . . . usw.
Durch intensive Anwendung spezifischer krankengymnastischer und logopädischer Therapieprogramme ist jetzt

ein Zustand erreicht worden, der es dem Patienten u. a. gestattet, in Begleitung der Mutter, wenn auch unter massiven Schwierigkeiten, die Wohnung zu verlassen. Die Problematik ist dadurch natürlich nur in geringem Maße reduziert.
Es ist fraglich, ob bei auch nur partiellem Ausfall der Pflege sein Verbleib in der Wohnung möglich sein wird.
Es gilt jetzt, eine Aktivierung des Hirnstoffwechsels zu erreichen, wodurch sich die Restfunktionen weiter verbessern ließen. Da wir im herkömmlichen medizinischen Bereich in unseren Möglichkeiten erschöpft sind, mußte ich zur SAUERSTOFF-MEHRSCHRITT-THERAPIE nach Prof. von Ardenne raten, der nachgewiesen hat, daß durch diese Therapie sowohl die Durchblutung, besonders im Mikrozirkulationsbereich, als auch der Nervenstoffwechsel sehr günstig beeinflußt werden können. Die Originalarbeiten werden auf Anforderung gern zur Verfügung gestellt.
Die Therapie müßte konsequent über 18 Tage bis zu einer Erfolgsbeurteilung durchgeführt werden. In Ermangelung einer Ziffer der GOÄ (Gebührenordnung für Ärzte) würde analog 460 bzw. 461 berechnet werden, woraus ein Gesamtpreis von DM 1300,– (reduziert) resultiert.
Ich empfehle der Kasse, diese Kosten zu übernehmen, insbesondere da sich, wie eingangs erwähnt, keine Alternativen bieten. Die Entscheidung dürfte durch das Urteil 3/8 RK 5/87 des Bundessozialgerichts vom 23. 3. 88 erheblich erleichtert werden. Die dort geforderten Erfolgsaussichten sind bei Durchführung der vorgeschlagenen Therapie gegeben.
Bei erwartetem positivem Ansprechen würde sich die rasch folgende Durchführung von zwei weiteren Therapiezyklen empfehlen, die jeweils nur mit der Hälfte (650 DM) berechnet würden.

Mit freundlichem Gruß
gez. Dr. med. R. H.«

Mir verursacht es jedesmal Qual, meine eigenen Anträge zu lesen. Aber der gestelzte Stil fördert das Verständnis in behördenähnlichen Organisationen, so daß der Zweck eben die Mittel heiligt.
Wir hatten Erfolg, die Entscheidung fiel in weniger als sechs Wochen:
»Betr.: Übernahme der Behandlungskosten für die Sauerstoff-Mehrschritt-Therapie

Sehr geehrter Herr Lux!

Wir möchten Ihnen mitteilen, daß die See-Krankenkasse bereit ist, die Kosten in Höhe von DM 1300,– für die erste Serie der Sauerstoff-Mehrschritt-Therapie zu übernehmen. Eine weitere Kostenübernahme machen wir von der Erfolgsbeurteilung Ihres behandelnden Arztes, Dr. Rainer Holzhüter, abhängig. Wir wären Ihnen dankbar, wenn Sie uns nach Ablauf der ersten Behandlungsserie eine Stellungnahme Ihres Arztes über den Erfolg der Therapie übermitteln würden, damit wir eine Entscheidung über die weitere Kostenbeteiligung treffen können. Wir bitten Sie insoweit um Ihr Verständnis.
Wir hoffen und wünschen mit Ihnen, daß diese Behandlung dazu beiträgt, Ihren Gesundheitszustand zu verbessern.

Mit freundlichen Grüßen
Leistungsabteilung
I. A.
Unterschrift

Wir begannen sofort mit der SMT – und sie wurde ein voller Erfolg. Werner Lux lebte auf. Er fing an, den dreibeinigen Gehwagen zu benutzen, der Jahre nutzlos in der Ecke gestanden hatte, weil Werner Lux sich nie über die Funktion des Möbels hatte klarwerden können. Da er für einen

Kleiderständer zu niedrig war, hatte er seinen alten Seesack darüber gehängt.
Die Krankengymnastinnen, die den Patienten einmal pro Woche besuchten, wußten bald Erstaunliches zu berichten: Wir erkennen Werner Lux gar nicht wieder. Er macht richtig gut mit und ist schon viel beweglicher geworden. Früher hat der Patient immer über Schwindel geklagt. Heute kann man sich mit ihm prima unterhalten. Er hat ja dolle Seefahrtsgeschichten drauf. Neulich hat er die von dem Papagei in Spitzbergen erzählt . . .
Wir mußten schon gegen Ende des ersten SMT-Zyklus darauf achten, daß die neu entwickelte Aktivität des Patienten in richtige Bahnen gelenkt wurde. Das hieß in diesem Fall: weg von schweinischen Witzen, hin zu körperlicher Bewegung.
Auch in dieser Hinsicht war bald nur Gutes zu berichten. Die Mutter: Er räumt jetzt immer selbst sein Geschirr in die Spülmaschine. Kürzlich hat er sogar sein Bett gemacht.
Nach dem dritten Zyklus, den wir entsprechend der Absprache mit der See-Krankenkasse durchgeführt hatten, war es soweit. Ich stellte einen Antrag auf Anschaffung eines batteriegetriebenen Rollstuhls, von meiner Helferin respektlos »Selbstfahrlafette« genannt. Werner Lux wurde vollends mobil. Sein Maximalradius betrug nach einigen Wochen Fahrtraining zehn Kilometer. Mit Begeisterung war er an schönen Tagen von morgens bis abends unterwegs. Die neue Beweglichkeit mußte auch dem Hausmeister des Behindertenwohnkomplexes aufgefallen sein. Denn eines Tages bekam Werner Lux die Aufforderung, sich in die Liste der schneeräumverpflichteten Erdgeschoßbewohner einzutragen. Was natürlich absurd war.
Die volle Wirkung der Sauerstoff-Mehrschritt-Therapie hielt zwei Jahre an. Das ist nicht immer so, zeigt aber, wie wichtig der dritte Schritt der SMT ist: die Bewegung. Bei dem lehrbuchmäßig guten Verlauf hatte ich keine Bedenken, mich erneut an die Seekasse zu wenden:

»Sehr geehrte Damen und Herren,
bei Herrn Lux ist vor zwei Jahren auf Grund Ihrer großzügigen Mitwirkung eine dreimalige Sauerstoff-Mehrschritt-Therapie mit sehr gutem Erfolg durchgeführt worden. Ich beziehe mich insoweit auf meinen vorhergegangenen Antrag und auf die entsprechenden Rechnungen mit der Erfolgsbestätigung. Herr Lux selbst bemerkte damals eine ganz hervorragende Besserung seines Zustandes, und auch das Pflegepersonal gab wiederholt entsprechende Hinweise. Insbesondere ist es gelungen, Herrn Lux aus seiner depressiven Stimmungslage herauszuholen und ihm – im Rahmen der gegebenen Möglichkeiten – eine aktive Teilnahme am Leben zu ermöglichen.
Natürlich nimmt die Wirkung einer Sauerstoff-Mehrschritt-Therapie im Laufe der Zeit ab. Dieses ist auch bei Herrn Lux der Fall, und es ist jetzt sehr ratsam, erneut drei Zyklen der SMT über jeweils 18 Tage durchzuführen. Zwischenzeitlich haben wir festgestellt, daß eine dreimalige HOT-Behandlung (Haematogene Oxidationstherapie, das ist die Behandlung des Blutes mit Aktiv-Sauerstoff), während der Therapiezeit durchgeführt, die positiven Effekte der SMT wesentlich steigert . . .«
Diesmal ließ sich die See-Krankenkasse fast acht Monate Zeit. Aber dann kam Bewegung in die Angelegenheit. Werner Lux wurde aufgefordert, sich zu einer »sozialärztlichen Untersuchung« in der »Vertrauensarztstelle für Seeleute« vorzustellen. Die Aufforderung trug den handschriftlichen Vermerk: »Bitte die letzten Krankenhausberichte mitbringen (1987) vom behandelnden Arzt.«
Ich rief den Sachbearbeiter an und riet, nach Aktenlage zu entscheiden. Jedoch – der Vertrauensarzt wollte Werner Lux persönlich kennenlernen. Und so wurde der Patient zwei Wochen später von einem Spezialfahrzeug des Deutschen Roten Kreuzes abgeholt. Zwei handfeste Spezialisten hoben Lux in seinem Rollstuhl auf die Ladefläche und fuhren ihn sodann die 15 Kilometer in den Hafen. Leider

fuhren sie an Schuppen 72 (»Oldenburg-Portugiesische Dampfschiffahrt«) ohne Halt vorbei. Der alte Matrose hätte allzugern gesehen, ob noch Kumpel von damals tätig waren. Wenn er mit denen ein Bier hätte trinken können, dann hätte die ganze Unternehmung einen – wenn auch teuren – Sinn gehabt.
So aber ging die Fahrt zügig und auf direktem Weg in die Reimerstwiete, wo die Seekasse ihren Sitz hat. Werner Lux wurde von den handfesten Spezialisten aus dem Transportwagen gehoben und rollte in die Untersuchungsstelle.
Der ärztliche Gutachter wartete schon: »Ach, Sie sind das. Der mit dem Quatsch von dem Ardenne. Was wollen Sie eigentlich hier? Fahren Sie man gleich wieder nach Hause. Halt! Und atmen Sie tief durch, dann erreichen Sie das gleiche wie mit dem Sauerstoff.«
Ich glaube gar nicht, daß die Äußerung des Arztes zynisch gemeint war, denn Zynismus setzt Erkenntnis voraus. Sie entsprang vielmehr jener Uninformiertheit, auf die wir leider so häufig treffen. Und: in solchen Dienststellen landen häufig »emeritierte« (in diesem Zusammenhang für »abgehalfterte«) Militärärzte, die in die Zivilkarriere nichts als ein für schneidig gehaltenes Auftreten hinübergerettet haben. Werner Lux konnte ja froh sein, daß ihm eine körperliche Untersuchung erspart blieb. Er hätte sich über das unangemessen vertraute »Na, wie fühlen wir uns denn, mein Lieber?« nur noch mehr geärgert.
Werner Lux wurde in seine Wohnung zurückgebracht. Und wenige Tage später kam die erneute Ablehnung:
». . . die Seekasse hat den Vorgang dem vertrauensärztlichen Dienst noch einmal zur Begutachtung vorgelegt. Auf Grund der neuen Untersuchung kam der Herr Gutachter zum Ergebnis, daß eine erneute Durchführung der sog. Sauerstoff-Mehrschritt-Therapie unter gar keinen Umständen befürwortet werden kann . . . Allein der Umstand, daß jetzt nach den vorangegangenen Therapien erneut

eine SMT für erforderlich gehalten wird, bestätigt die Erkenntnis, daß durch die SMT keine anhaltende Wirkung zu erzielen ist...

Sehr geehrter Herr Lux, wir haben Verständnis für Ihre Situation, bedauern aber, Ihnen unter den gegebenen Umständen keinen für Sie günstigeren Bescheid geben zu können.

Mit freundlichen Grüßen
gez. Ihre Seekasse.«

Die Verständnis vorgaukelnde Schlußphrase habe ich in vielen Fällen von ganz unterschiedlichen Krankenkassen gelesen. Sie muß einem »Knigge für den modernen Verwaltungsbeamten« entnommen sein. Nur bei sehr wenigen Patienten hat sie die gewünschte Wirkung. Die meisten Menschen fühlen sich – mit Recht – verhöhnt. Bei mir steigern solche Floskeln zusätzlich die Kampfbereitschaft. Damit dieser Kampf gegen die Bürokratie aber erfolgreich ist, muß der Patient mitmachen. Er ist der »Vertragspartner« der Krankenkasse und muß sich mit ihr auseinandersetzen. Aber das darf den Arzt natürlich nicht daran hindern, seine Patienten dabei bestmöglich zu unterstützen.
Das hat seine – allein zeitlich bedingten – Grenzen. Bei Werner Lux war es mir nicht möglich, den gesamten erforderlich werdenden Schriftverkehr allein zu bewältigen und dann auch noch die mit großer Wahrscheinlichkeit zu erwartenden Gerichtstermine wahrzunehmen. So riet ich, was selten vorkommt, in diesem Fall zunächst zur Aufgabe, wenn auch mit einer gehörigen Wut im Bauch. War dem Seekassen-Sachbearbeiter überhaupt klar, daß er hier sinnlose Verwaltungskosten produziert hatte, welche die Kosten der beantragten Sauerstoff-Mehrschritt-Therapie überstiegen? Die entscheidende Crux des Verwaltungswesens einschließlich Beamtentums auf jeder Ebene ist, daß

die Angehörigen dieses exklusiven Zirkels so gut wie nie für ihr frevelhaftes, bestenfalls törichtes Tun einstehen müssen.
Beispiele für die Sicherheit, die der Dienst in öffentlich-rechtlichen Institutionen seinen Angehörigen auch bei Fehlverhalten gibt, können wir jeden Tag in den Zeitungen lesen. Eines ist mir seit etwa 20 Jahren in Erinnerung: Der Leiter eines Strafvollzugsamtes, Senatsdirektor Dr. B.*, trug auch in der Freizeit eine Dienstwaffe. Eines Abends suchte er in einer Nachtbar Vergessen vom schweren Dienst zu finden. Der Alkohol trübte seine Sinne, nicht aber sein Zielvermögen, als Dr. B. anfing, die Flaschen im etablissementtypischen Spiegelregal zu zerschießen. Dr. B. fand milde Richter. Er hatte ja niemanden bedroht, geschweige denn verletzt; also wurde er auf einen ruhigeren Leitungsposten der Sozialbehörde versetzt. Würde die Fürsorgepflicht, die der öffentliche Dienst für seine Angehörigen empfindet, doch auch für jene angewendet, für die er eigentlich eingerichtet ist: die Bürger, in unserem Fall die Patienten!
So aber ist es vom Zufall abhängig, oder besser: davon, daß ein Sachbearbeiter die Tragweite seines Tuns erkennt oder wenigstens Fehlentscheidungen korrigiert, ob ein Patient überlebt.
Peter Lund* aus F. war so ein Fall. Der 42jährige Postbeamte kam zusammen mit seiner Frau mehrere hundert Kilometer angereist. Er hatte das Vertrauen in die Ärzte an seinem Heimatort verloren, weil er nirgendwo die Hilfe bekommen hatte, die er sich erhoffte. Auch diesem einfachen Mann war inzwischen klargeworden, daß sein Krebs am Gaumen nicht zu heilen war. Aber er hoffte doch, daß es irgendeine Möglichkeit geben könnte, sein Befinden wenigstens etwas zu verbessern.
Ich bat den Patienten ins Wartezimmer und schrieb sofort den Antrag auf Kostenübernahme unseres biologischen Therapiekonzepts, das in diesem Fall tatsächlich einmal al-

ternativ und nicht »adjuvant« war. Denn Peter Lund befand sich wirklich in einem erbarmungswürdigen Zustand. Es gab keine herkömmliche Therapiemöglichkeit mehr, die irgendeine Erfolgsaussicht bot. Wenn sein behandelnder Arzt wenigstens den Verband – oder besser, die Mullabdeckung, die auf dem durch die Haut nach außen gebrochenen Krebsgeschwür klebte – ab und zu einmal erneuert hätte, der Patient hätte das Gefühl gehabt, er sei noch nicht ganz verloren. Ich konnte ihm natürlich auch nicht versprechen, ihn mit meinem Therapiekonzept zu heilen. Aber daß er sich besser fühlen würde, das konnte ich in Aussicht stellen.
Drei Tage später bekam ich ein Fax der zuständigen Postbeamten-Krankenkasse, die sich das Kürzel »PBeaKK« zugelegt hat, was das Verständnis nicht unbedingt erleichtert, aber wohl im Zuge der modernen Abkürzungs-Manie einen fortschrittlichen Anstrich verleihen soll. Die PBeaKK schrieb:

»Sehr geehrter Herr Dr. Holzhüter,
auf Ihren Antrag teilen wir Ihnen mit, daß die Voraussetzungen für die Übernahme von Leistungen durch die Postbeamtenkrankenkasse die Anerkennung der Beihilfefähigkeit ist.

Die Behilfefähigkeit ist jedoch bei der Sauerstoff-Mehrschritt-Therapie nach Prof. Dr. von Ardenne und bei der Ozontherapie ausgeschlossen.
Die Aufwendungen für die Therapie mit Thymuspräparaten sind nur beihilfefähig bei Krebsbehandlungen, soweit andere übliche Behandlungsmethoden nicht zum Erfolg geführt haben.

Mitglieder der Gruppe A erhalten Arzneimittel nach dem

Vertrag mit dem Deutschen Apothekerverein über die Abgabe von Arzneimitteln, Verbandmitteln und dgl. Aufwendungen für die Beförderung bei Inanspruchnahme ärztlicher Leistungen sind nur bis zur nächstgelegenen geeigneten Behandlungsmöglichkeit erstattungsfähig. Auch unter Berücksichtigung dieses besonderen Falles ist es uns aufgrund der gemachten Angabe nicht möglich, eine Kostenzusage zu erteilen.

Mit freudlichen Grüßen
Im Auftrag
(Unterschrift)

Ich war zwar der Ansicht, daß der PBeaKK »aufgrund der gemachten Angaben« gar keine andere Möglichkeit blieb, als die gesamten Behandlungskosten zu übernehmen. Die Voraussetzungen dazu waren in geradezu klassischer Weise erfüllt, und ich hatte darauf auch ausführlich – wie immer – hingewiesen. Aber – nichts ist so geeignet, das Anliegen zu unterstreichen wie das persönliche Erscheinen des Patienten. Instinktiv hatte es Peter Lund richtig gemacht. Er war gleich nach der Antragsabgabe auch zu seinem »Sozialbetreuer« gegangen, den es in den Postdienststellen gibt. Und der rief mich am Tag der Ablehnung an. Er bat mich um etwas, was ich gerade begonnen hatte:

»Dr. med. R. H. . . .

BITTE SOFORT DER DIENSTSTELLENLEITUNG VORLEGEN!

An die
Postbeamtenkrankenkasse DRINGEND – EILT SEHR!

Hamburg, den . . . 94

Betr.: Ihr Mitglied Peter Lund, geb. . . .
Ihr Fax vom . . . 94 zu meinem Kostenübernahme-Antrag vom . . . 94

Sehr geehrte Damen und Herren,

es ist für mich bestürzend, zu erfahren, mit welcher Eiseskälte die ›PBeaKK‹ einem schwerstkranken Mitglied Hilfe verweigern will.
Möglicherweise sind die entscheidenden Umstände, die zu einer positiven Entscheidung führen müssen, in meinem Antrag nicht hinreichend deutlich geworden.
Die aktuelle Rechtsprechung des Bundessozialgerichts nimmt zu dem hier vorliegenden Problemkreis ausführlich Stellung. Und zwar sowohl für den Pflichtversicherungs- (›gesetzliche Krankenkassen‹) als auch für den Privatversicherungsbereich.
Mehrere Urteile verpflichten die Versicherer zur Kostenübernahme von ›nicht allgemein anerkannten‹ Therapieverfahren, um die es sich im vorliegenden Fall ja handelt.
Danach müssen für den Patienten die sog. ›allgemein anerkannten‹ Therapiemöglichkeiten ausgeschöpft sein, und/oder es steht keine dieser Therapiemöglichkeiten mit hinreichender Erfolgsaussicht zur Verfügung.
Zum zweiten müssen die in Rede stehenden ›Alternativ-Therapie-Verfahren‹ von einer nicht ›unwesentlichen‹ Zahl von Ärzten angewendet werden. Das gilt sowohl für

die hier beantragte Sauerstoff-Mehrschritt-Therapie als auch für die Ozon- und Thymustherapie.
Schließlich müssen die in Rede stehenden Verfahren eine ›Erfolgsmöglichkeit‹ beinhalten. Hinsichtlich der hier beabsichtigten Besserung des Allgemeinzustandes ist es nicht nur ›möglich‹, daß dieser Erfolg eintritt, sondern vielmehr sehr wahrscheinlich. Nach Erfahrungen mit vielen hundert Krebskranken und auf Grund von Berichten anderer Ärzte halte ich es darüber hinaus für möglich, daß es in diesem Fall zu einem – vielleicht nur kurzzeitigen – Stillstand der Erkrankung kommt. Bedingt wäre dieses durch eine Steigerung der Phagozytoseaktivität, die verantwortlich für die Qualität der körpereigenen Abwehr ist.
Bei Herrn Lund sind somit alle Kriterien, die das Bundessozialgericht für eine Kostenübernahme stellt, erfüllt.
Die Kostenübernahme ist daher nicht nur möglich, sondern zwingend.
Ich vermag zwar nicht zu beurteilen, inwieweit sich der behördliche Entscheidungsträger bei Ablehnung des Antrags einer Verletzung der Fürsorgepflicht für seine Versicherten schuldig machen würde. Ich würde jedoch meine ärztliche Pflicht verletzen, wenn ich nicht auf Durchführung einer geeigneten Therapie drängen würde. Auch hierzu bezieht das Bundessozialgericht eindeutig Stellung.
Aus allen genannten Gründen ergibt sich zwingend eine positive Entscheidung über den vorliegenden Antrag. Ich bitte, mir diese umgehend mitzuteilen. Der Patient bedarf dringend medizinischer Hilfe.

Mit freundlichen Grüßen
Dr. med. Rainer Holzhüter«

Noch am selben Tag bekam ich von der Krankenkasse – vorab – die telefonische Mitteilung, daß die beantragte Therapie in vollem Umfang genehmigt sei, und wir konnten beginnen.

»Sie sind doch auch Heilpraktiker, Herr Doktor?«

Ein Phänomen ist bei den Patienten immer wieder zu beobachten: Sie haben oft monate-, ja jahrelang alles geduldig ertragen, was die organisierte Medizin für sie bereithielt. Doch wenn dann das Faß zum Überlaufen gebracht worden ist und der Patient endlich den »Mut« aufbringt, den auch »biologisch behandelnden« Krebsarzt aufzusuchen (»Sie sind doch auch Heilpraktiker, Herr Doktor« – eine von mir oft gehörte Empfehlung von besonderem Reiz), dann muß alles sehr schnell gehen. Wir tun gut daran, uns in solchen Fällen nicht auf das hohe Roß der Ärzte zu setzen, die meinen, die eigene Bedeutung durch einen in möglichst weiter Ferne liegenden Termin steigern zu müssen. Für den Krebskanken muß immer ganz schnell ein Termin gefunden werden!
Die Uhren der Verwaltung aber gehen anders. Ich glaube, es liegt daran, daß der Sachbearbeiter nicht den Patienten sieht, sondern den Verwaltungsvorgang. Die vier Seiten, die da per Post gekommen sind, sind anonym und gehen zunächst den Weg eines jeden Vorgangs: auf den großen Stapel unerledigter Post. Ich könnte mir vorstellen, daß manchmal schon die Plazierung des Eingangsstempels eine mehrstündige Verzögerung hervorruft.
Eine Chance, die der Patient hat, ist die der »persönlichen Einflußnahme«. Ich gebe jedem den Rat, den Kostenübernahme-Antrag nicht per Post zu schicken, sondern ihn persönlich dem Krankenkassen-Sachbearbeiter in die Hand zu drücken und auf die besondere Eilbedürftigkeit hinzuweisen.

Schon die Berufsbezeichnung sagt, worum es dort eigentlich geht – um die Bearbeitung einer Sache! Sollte dieser »Sachbearbeiter« nicht besser Patientenbetreuer heißen? Erfreulicherweise gibt es aber inzwischen auch viele, hauptsächlich weibliche Krankenkassen-Angestellte, für die die Nöte des Patienten nicht im Papierwust untergehen. Häufig sind es gelernte Arzthelferinnen, die ins Büro gegangen sind, weil sie dort mehr verdienen können, die aber nach wie vor an ihrem eigentlichen Beruf hängen.
Ich habe mir manchmal überlegt, ob es für die anderen vielleicht hilfreich wäre, wenn wir an den Antrag das aktuelle Lichtbild des schwerkranken Patienten heften würden. Doch ich fürchte, auch das würde den typischen Verwaltungsfachmann nicht zu schnellerer Arbeit – sprich: größerer Menschenfreundlichkeit – anspornen.
Ich hatte einen Kostenübernahme-Antrag für eine Patientin mit Hörsturz mit »DRINGEND – EILT SEHR« gekennzeichnet und die Patientin veranlaßt, ihn sofort bei ihrer Kasse abzugeben. Ich versuche, bei solchen Ereignissen möglichst rasch mit der Sauerstoff-Mehrschritt-Therapie zu beginnen. Die Erfolgsaussichten steigen dadurch beträchtlich. Aus »taktischen« Gründen – die Juristen sehen es jedenfalls so – sollte der Antrag aber vor Beginn der Therapie gestellt werden. So habe ich es auch bei der Hörsturz-Patientin gemacht.
Mich überraschte das Ergebnis wesentlich weniger als die Patientin, die 14 Tage später bei ihrer Kasse nachfragte. Der Sachbearbeiter zog den »dringenden Antrag« irgendwo aus der Stapelmitte hervor und erklärte: »So dringend ist es nun auch wieder nicht. Und, beste Frau (!), machen Sie sich doch keine Hoffnungen. Wir hatten schon viele solcher Anträge. Genehmigt worden ist in Fällen wie Ihrem noch keiner. Vielleicht bei Krebserkrankungen. Da kommt es schon mal vor, daß wir (!) die Kosten übernehmen. Aber geholfen hat es nie. Die Patienten sind alle tot.«
Nicht die offenkundige Falschheit dieser Aussage machte

mich auch in diesem Fall wütend. Es war die Herzlosigkeit, die Arroganz, die sich da – wie so oft – mit Ignoranz paarte. War dem Sachbearbeiter überhaupt klar, daß er mit seinem Versuch, den vermeintlich Mächtigen (nämlich den Arzt) zu schikanieren, allein dem Patienten schadete?

Nun ist das Kostenrisiko bei den Hörsturz-Patienten und bei den Patienten, bei denen ich eine einmalige Serie der SMT durchführe, mit 1400 Mark begrenzt. Etwas schwieriger ist es bei den Krebspatienten mit der umfangreichen Behandlung, die über ein Vierteljahr fast 6000 Mark kostet. (Obwohl ich den Patienten – und damit ihrer Kasse – entgegenkomme und für den zweiten und dritten Zyklus der SMT nur noch jeweils 900 Mark berechne).

So hatte ich es auch in einem Antrag für eine Patientin mit einem Bronchialkarzinom geschrieben. Und ich hatte – wie immer – auf die drei entscheidenden Punkte hingewiesen, die für eine Kostenübernahme erfüllt sein müssen: Die herkömmlichen Therapiemöglichkeiten müssen ausgeschöpft sein, und/oder eine »allgemein anerkannte« Therapie mit hinreichender Erfolgsaussicht steht nicht (mehr) zur Verfügung. Darüber hinaus wird die SMT von einer nicht unerheblichen Zahl von Ärzten angewandt, und sie bietet eine Erfolgsmöglichkeit. Wenn diese Kriterien erfüllt sind, kann schon der Geschäftsstellenleiter einer Krankenkasse die Kostenübernahme genehmigen. Aber: Leitungsfunktion bedeutet nicht unbedingt auch den Willen, Verantwortung zu übernehmen. Also wird die Verantwortung auf den MDK (= Medizinischer Dienst der Krankenkassen) geschoben.

Von dieser Institution können nun zwei Wege beschritten werden. Der erste ist der beliebteste: Der ganze Vorgang wird erst mal für einige Wochen beiseite gelegt. Und dann folgt die Empfehlung des MDK-Arztes an die Krankenkasse, die Kosten nicht zu übernehmen. Die Begründung ist immer gleich, und immer ist es eine verwaltungs-

juristische, die der MDK-Arzt gibt, nie eine medizinische. Er schreibt etwa:
»Das von Herrn Dr. Holzhüter angesprochene Urteil des Bundessozialgerichts (3/8 RK 75/87 vom 23. 3. 1988) kann in diesem Fall keine Anwendung finden. Tatbestand des angegebenen Urteils war die Behandlung einer Krankheit, nachdem *alle* schulmedizinischen Maßnahmen erschöpft waren und eine Heilung nur durch eine Außenseitermethode erfolgte.«
Welcher Zynismus wird doch in einer solchen Aussage offenbar, welche Patientenverachtung! Wäre es wirklich so, wie es der Medizinaldirektor gern interpretieren möchte, so müßten die Patienten das gesamte Brimborium der organisierten Medizin bis zum bitteren Ende über sich ergehen lassen. Und allenfalls die Erben könnten in den Streit darüber eintreten, ob nicht vielleicht eine sanfte – biologische – Methode die bessere gewesen wäre. Und die Kasse schreibt in ihrem Bescheid an die Patientin weiter:
»Sie sind bei uns als versicherungspflichtige Rentnerin versichert und haben Anspruch auf vertragsärztliche Behandlung mittels Krankenschein. Diese vertragsärztliche Behandlung stellt sicher, daß die Leistungen erbracht werden, die zur Heilung oder Linderung nach den Regeln der ärztlichen Kunst zweckmäßig und ausreichend sind. Dies trifft bei der von Herr Dr. Holzhüter beantragten Sauerstoff-Mehrschritt-Immunstimulations-Therapie nicht zu.«
Und weiter:
»Sehr geehrte Frau Schmidt, wir haben Verständnis für Ihre Situation. Bitte bedenken Sie aber, daß wir Ihnen nicht Leistungen zur Verfügung stellen können, die wir anderen Versicherten unter den gleichen Voraussetzungen ebenfalls ablehnen müßten.«
Diese Bescheide sind am einfachsten auszuhebeln. Ich formulierte für die Patientin den folgenden Widerspruch und veranlaßte sie, diesen gleich bei der Krankenkasse abzugeben:

»Gegen diesen Bescheid lege ich hiermit Widerspruch ein. Begründung: Er ist sachlich unrichtig. Sie *haben* die Möglichkeit, die Kosten der beantragten Therapie zu übernehmen. Die Kosten werden von anderen Krankenkassen in ähnlichen Fällen übernommen. Ich bitte um nochmalige Überprüfung und positive Abänderung. Die Sache eilt, da ich, wie Ihnen bekannt ist, schwer krank bin.«

Einige Wochen später erfolgte daraufhin die Zusage der Kostenübernahme.

Da sich an den Voraussetzungen überhaupt nichts geändert hatte und keine neuen Gesichtspunkte aufgetreten waren, müssen wir davon ausgehen, daß die Krankenkasse zunächst nur geblufft hatte. Durch die Aufzählung der vermeintlich unabdingbaren Gesetzesvorschriften sollte die Patientin sicher verunsichert werden, ihr Anliegen weiter zu verfolgen. Ich stelle immer wieder fest, daß die Patienten sich zu leicht einschüchtern lassen. An diesem Beispiel sieht man doch deutlich: Schon der einfache Hinweis eines Patienten, daß er gewillt ist, seine Rechte wahrzunehmen, bewegt die Kasse zum Einlenken.

Heilpraktiker – die besseren Ärzte?

Jedes medizinische Verfahren, das neu beschrieben wird, ruft eine Armada von Geschäftsleuten auf den Plan. Wenige von ihnen sind als Partner willkommen. Diese Situation ist besonders unter den Heilpraktikern ausgeprägt. Natürlich gibt es unter ihnen auch welche, die auf Grund solider medizinischer Vorbildung, wie sie beispielsweise bei einigen Krankengymnasten zu finden ist, prädestiniert sind, ihre Kenntnisse für den Patienten nutzbringend anzuwenden.

Wer könnte besser als ein Physiotherapeut Chirotherapie betreiben? Und nichts spricht dagegen, daß dieser Krankengymnast eine eigene Praxis eröffnet, um eigenverantwortlich als Heilpraktiker tätig zu werden. Und nicht nur auf Weisung des behandelnden Arztes, der in aller Regel viel weniger von der durchzuführenden Therapie versteht als der ausgebildete Therapeut.

Gefährlich wird es jedoch (noch gefährlicher als bei den Ärzten), wenn sich Heilpraktiker als Fachleute für das gesamte Spektrum der Medizin verstehen.

Gefahr für die Volksgesundheit

Schon die Wortwahl belegt, daß die entsprechende Gesetzesvorschrift in längst vergangener Zeit formuliert worden sein muß. Im Prinzip kann sich jedermann, sofern er nicht gerade als Giftmörder auffällig geworden ist, als Heilpraktiker niederlassen. Der/die Bewerber/in muß nur in einer

*Über*prüfung vor dem örtlichen Gesundheitsamt glaubhaft machen, daß er/sie »keine Gefahr für die Volksgesundheit« darstellt. Keineswegs ist es so, daß der zukünftige Heilpraktiker sich einer Prüfung stellen muß, in der er Zeugnis seiner heilpraktischen Kunst ablegen müßte. Und so kann es im Extremfall passieren, daß der vierschrötige Kopfschlächter seine Liebe zur Bachblüten-Therapie entdeckt oder zur Hildegard-Medizin – vielleicht auch zum Heilen mit Edelstein-Schwingungen.

Schuster, bleib bei deinen Leisten

Möglicherweise zeigt er Interesse an der Homöopathie. Ein Beispiel aus jüngster Zeit zeigt wieder einmal, daß auch mit einer solchen von vielen als »harmlos« klassifizierten Methode extremes Unheil angerichtet werden kann.
Im April 1995 stand in Hamburg eine Heilpraktikerin vor Gericht, der vorgeworfen wurde, am Tod eines Kindes mitschuldig zu sein. Die Eltern des zuckerkranken Mädchens, das zur Behandlung unbedingt Insulin brauchte, hatten sich an die Heilpraktikerin gewandt und den Rat bekommen, mit der Insulingabe sofort aufzuhören. Damit würde dem Kind nur noch größerer Schaden zugefügt. Es bestehe nämlich eine »Insulinallergie«, und es müsse erst einmal durch homöopathische Medikamente »das Gift aus dem Körper entfernt« werden. Die Eltern taten, wie es die selbstsicher auftretende Heilpraktikerin geheißen hatte. Und kurze Zeit später war ihr Kind tot. Gestorben am Zuckerschock, aber primär an maßloser Selbstüberschätzung der Therapeutin.
Es gibt andererseits hervorragende Heilpraktiker. Diese haben eines gemeinsam: Sie beschränken sich auf ein oder wenige Spezialgebiete. Ich kenne Heilpraktiker, die immensen Aufwand getrieben haben, um sich auf einem Ge-

biet zu spezialisieren. Mit gutem Grund: Wenn jemand Spezialist in fernöstlicher Heilkunst werden will, dann muß er sich vor Ort begeben. Die chinesische Volksmedizin kann nur während eines vieljährigen Aufenthalts in China annäherungsweise erlernt werden. Und zum brauchbaren Akupunkteur wird man nicht schon dadurch, daß man sich das asiatische Yin-Yang-Symbol um den Hals hängt oder – dezenter – ins Ohr steckt.
Die meisten Heilpraktiker haben uns Ärzten eines voraus: die Bereitschaft zur Fortbildung. Dabei muß anerkannt werden, daß die bedeutenden Heilpraktikerverbände ein hervorragendes Themenangebot auf ihren Kongressen bringen. Hervorragend auch deswegen, weil diese Kongresse mit manchmal mehreren tausend Teilnehmern fast ausschließlich praxisbezogene Themen bringen.
Jahrelang habe ich diese Patientennähe auf den meisten Ärztekongressen vermißt. Um so faszinierender war für mich die Sauerstoff-Mehrschritt-Therapie, auf die ich vor Jahren während eines Kongresses für Ganzheitsmedizin in Garmisch-Partenkirchen stieß.

Gehen Sie den Weg über die Patienten!

Um einen angemessenen Einstieg in die außergewöhnliche Sauerstoff-Mehrschritt-Therapie zu finden, hatte ich mir etwas Besonderes ausgedacht. Als einfacher Besucher zu Prof. von Ardenne nach Dresden zu fahren schien mir nicht angebracht. Ärzte und Heilpraktiker, die sich mit dem berühmten Namen schmücken wollten, gaben sich auf dem »Weißen Hirsch«, dem Villenviertel hoch über der Elbe, die Klinke in die Hand.
Ein umtriebiger Geschäftsmann, den ich in Zusammenhang mit der Ozontherapie kennengelernt hatte – Privatpilot wie ich – hatte den richtigen Einfall: Wir wollten als erste reine Privatleute selbst in die DDR fliegen. Das war zuvor zwar schon Franz Josef Strauß gelungen, aber der war in politischer Mission unterwegs.
Die Genehmigung unseres Flugantrags nach Dresden kam per Fernschreiben, und so schnell, wie ich es mir als erfahrener Auto- und Bahnbesucher der DDR nie hätte träumen lassen. Das Unternehmen wurde anschließend in den Zeitungen unter der Überschrift »Neues Kapitel in der Geschichte deutsch-deutscher Luftfahrt« etwas hochtrabend gewürdigt, aber es zeigte, daß in der DDR schon damals alles möglich war – wenn man die richtigen Beziehungen hatte. Und wenn sich die »zuständigen Organe« der DDR einen Vorteil versprachen.
Der direkte Flug über die innerdeutsche Grenze wurde damals – vier Jahre vor der noch nicht für möglich gehaltenen Wiedervereinigung – nicht genehmigt. Wir mußten mit unserer Piper von Aschaffenburg über Prag fliegen.

Was aber nichts daran änderte, daß unsere Zielangabe »Dresden« bei den Frankfurter Controllern zu ungläubigen Nachfragen führte.
Bei der Landung mußten wir sehr schnell erkennen, daß die DDR uns nicht nur aus Freundschaft eingeladen hatte: Für die Landegebühr für unsere kleine Piper wären wir beispielsweise in Westerland auf Sylt mit einem Jet abgefertigt worden. Dafür war eine vielköpfige Polizeieskorte quer übers Rollfeld inbegriffen. Eine Stunde später waren wir am Ziel. Professor von Ardenne kam in seinem Arbeitszimmer sofort zur Sache: »Wenn Sie die Verbreitung der Sauerstoff-Mehrschritt-Therapie fördern wollen, dann dürfen Sie nicht den Weg über die Ärzte gehen. Eine medizin-soziologische Untersuchung hat ergeben, daß 95 Prozent aller wissenschaftlicher Literatur, die täglich auf den Schreibtisch des Arztes kommt, ungelesen in den Papierkorb wandert.«
Ich mußte ihm uneingeschränkt recht geben, wenn ich an meine Post vom Vortag dachte. An der Situation hat sich bis heute nichts geändert. Weiterhin wird der Arzt mit Pharmawerbung, nicht nachprüfbaren Forschungsergebnissen und nicht zuletzt mit immer neuen Verwaltungsvorschriften so zugedeckelt, daß ihm keine Möglichkeit mehr bleibt, das wirklich Wichtige, also das, was den Patienten Hilfe bringt, herauszufinden.
Von Ardenne fuhr fort: »Es ist wesentlich effizienter, wenn Sie Veranstaltungen für Patienten und Laien organisieren, auf denen Sie das Publikum mit den Vorzügen der SMT vertraut machen. Viele werden dann die SMT durchführen lassen und die Wirkung selbst erleben. Sie werden anderen darüber berichten, und schließlich werden sich auch die Hausärzte nicht verschließen können – weil sie es sich nicht leisten können, ihren Patienten die SMT vorzuenthalten.«
Professor von Ardennes Überzeugung von seiner Therapie sprang sofort auf mich über. Noch bevor er mich zu

einem Rundgang durch sein Institut einlud, sprach ich meine Einladung aus: Ich lud ihn zu Großvorträgen in Hamburg ein.
An irgendein Risiko dachte ich in keiner Sekunde. Auch nicht, als mich mein obskurer Begleiter auf dem Rückweg fragte: »Sind Sie verrückt geworden? Der Mann ist doch unbezahlbar. Ich werde mich mit keiner Mark beteiligen.«
Der Erfolg der Vorträge war überwältigend. An zwei aufeinanderfolgenden Abenden kamen jeweils 900 Menschen – in einen Saal, der für maximal 700 Besucher vorgesehen war. Professor von Ardenne hielt, was ich mir versprochen hatte. Rundfunk, Fernsehen und Zeitungen berichteten, die Sauerstoff-Mehrschritt-Therapie war in aller Munde. So erfolgreich, daß ich Ardenne in den folgenden Jahren mindestens einmal zu Gast hatte.
Es konnte nicht ausbleiben, daß medizintechnische Unternehmen auf den Plan gerufen wurden. Man wollte Ardenne exklusiv »unter Vertrag nehmen« und ihn und die von ihm entwickelten SMT-Varianten unter einem geschützten Warenzeichen vermarkten. Ein absurder Plan, vor dessen Umsetzung ich warnte. Ein medizinisches Verfahren läßt sich – glücklicherweise – nicht wie »Coca-Cola« kaufmännisch ausbeuten. Wäre es anders, so würden die Erben von Billroth, der eine bestimmte Magen-Operationsmethode entwickelt hat, noch heute von jedem Operateur, der sich des Verfahrens bedient, Lizenzgebühren kassieren.

Ausschüsse produzieren Ausschuß!

Diese Definition drängt sich förmlich auf, wenn man das liest, was ein Kasseler Hautarzt seinen Patienten im November 1998 mitteilen mußte. Zu ihm kommen leidgeprüfte Patienten aus ganz Deutschland, weil er eine besonders wirksame Methode zur Behandlung von sogenannten Feuermalen anwendet. Das sind Gefäßerweiterungen, die monströse Größe annehmen können. Die Betroffenen sind schlimm entstellt, insbesondere natürlich dann, wenn die blut- oder feuerroten Veränderungen im Gesicht auftreten. Manchmal ist eine Gesichtshälfte vollständig betroffen. Auch bei Sarah*, einem bildhübschen 16jährigen Mädchen aus Essen. Sie hat als Kind die Hänseleien der Spielkameradinnen tapfer ertragen. Dagegen sind die Schmerzen harmlos, die sie bei der neuen Therapie erleiden muß, die seit einigen Jahren erfolgreich bei ihr angewendet wird. Mit einem »gepulsten Farbstofflaser« werden die erweiterten Gefäße des Feuermals sozusagen verödet. Das hört sich harmlos an, ist aber extrem schmerzhaft. Jeden der manchmal bis zu mehreren hundert »Schüssen«, die in einer Sitzung alle paar Wochen auf das Gesicht »abgefeuert« werden, empfindet das Mädchen, als ob ihr eine Peitsche auf das Gesicht geschlagen würde. Natürlich weint sie jedesmal nach der Tortur, und sie mag den nächsten Tag gar nicht in den Spiegel schauen, weil das Gesicht so verquollen ist, daß jeder denkt, sie sei geschlagen worden. Aber nach einigen Tagen kann sie dann sehen, daß das Feuermal wieder etwas blasser geworden ist. Sie und ihre Eltern haben Hoffnung, daß in einigen Jahren kaum noch etwas zu sehen sein wird. Schon jetzt ist das Ergebnis so hervorragend, daß sich die vielen Reisen nach Kassel gelohnt haben. Der endgültige Erfolg ist greifbar nah, als Sarahs Eltern Post vom Hautarzt bekommen. Er schreibt:

Univ. Prof. Dr. med. Fritz Seidel*,
Wagneraue 6*, 34117 Kassel*

An die Eltern
von Sarah Weber*
Johannes-Rau-Straße 77*
Essen

Kassel, den 13.11.1998

Betr.: Behandlung eines Feuermals bzw. cavernösen Angioms mit gepulstem Farbstofflaser

Sehr geehrte Eltern!

Bei Ihrer Tochter wurde in der Vergangenheit die o. g. Behandlung durchgeführt. Deren Honorierung betreffend haben sich für uns seit 1997 in schneller Folge immer neue Änderungen ergeben. Die neueste Entwicklung wurde uns mit Bescheid vom 15.10.1998 (Kassenärztliche Vereinigung Hessen) mitgeteilt. Unter Hinweis auf einen Beschluß des Arbeitsausschusses des Bewertungsausschusses der Kassenärztlichen Vereinigung (veröffentlicht im Deutschen Ärzteblatt vom 25.09.1998) wird darin erläutert, daß eine Honorierung dieser Behandlung bundesweit nur noch jeweils einmal erfolgen wird und das auch erst dann, wenn die Veränderung vollständig entfernt ist. Diese groteske Neuregelung würde u. a. dazu führen, daß bei der z. T. jahrelangen Behandlungsdauer der Arzt die extrem teure Lasertechnologie und die ebenfalls extrem hohen Farbstoff- und Servicekosten über Jahre hinweg ohne Honoraranspruch vorfinanzieren müßte, um dann am Ende, wenn die Veränderung doch nicht ganz vollständig zu entfernen ist, gar kein Honorar zu bekommen. Ebenso droht ein kompletter Honorarverlust, wenn der Patient vor Ende der letzten Behandlung den Arzt wechselt (freie Arztwahl) etc., etc., etc. Die Aufzählung solcher Szenarien ließe sich endlos fortsetzen. Daraus ergeben sich für uns nicht tragbare betriebswirtschaftliche Risiken, so daß wir ab sofort die o. g. Behandlung nur noch Privatzahlern anbieten können. Wir kommen damit nur einer Empfehlung unserer Kassenärztlichen Vereinigung Hessen (Schreiben vom 23.09.1998) nach, die uns ein solches Vorgehen angeraten hat. Wir bedauern diese Entwicklung zutiefst und haben sie nicht zu vertreten, sondern wir haben uns in der Vergangenheit mit allen uns zur Verfügung stehenden Mitteln dagegen gewehrt. Wir sind auch dabei zu versuchen, diese Neuregelung sozialgerichtlich überprüfen zu lassen. Das Ergebnis wird jedoch nach aller Erfahrung viele Jahre auf sich warten lassen.

Wenn Sie bei uns eine Fortsetzung der Behandlung wünschen, wenden Sie sich bitte an unser Sekretariat wegen eines Termins und ggfs. wegen eines Kostenvoranschlags. Wir hoffen, daß Sie diese absurden gesundheitspolitischen Entscheidungen nicht uns anlasten und wünschen uns, daß das bisher uns entgegengebrachte Vertrauen auch in Zukunft erhalten bleibt.

Mit freundlichen Grüßen

Gez. Univ. Prof. Dr. med. F. Seidel Gez. Dr. med. A. Will*

Anlage: Kostenvoranschlag

Univ. Prof. Dr. med. Fritz Seidel
Facharzt für Haut- und Geschlechtskrankheiten

KOSTENVORANSCHLAG pro Sitzung

Name: Sarah Weber

Diagnose: Feuermal/cavernöses Angiom 90 cm²
Behandlung: Blitzlampengepumpter Farbstofflaser

GOÄ-Ziff.	Legende	Faktor	Anzahl	DM
2440	Op.Feuermal (bis 30 cm²)	2	3	547,20
444	Zuschlag für ambulante Op.	1	1	148,20
441	Zuschlag für Laseranwendung	1	1	91,20
			Summe:	786,60

[Im Vergleich Honorierung über Krankenschein (Patientenkarte): Ziffer 2175 (EBM) x 90 cm² = 150 Punkte x 90 cm² = 13500 Punkte = 1350,– DM (bei Punktwert 0,10 DM)]

Sarahs Eltern haben inzwischen weitere Termine vereinbart. Natürlich werden sie die erfolgreich begonnene Therapie zu Ende führen lassen. Für Kurt Weber*, der jahrzehntelang als Abteilungsleiter in einem Stahlwerk bestens verdient hat, bedeutet das keine allzu große Belastung. Aber wieder einmal wirft der Fall verschiedene Fragen auf. Denn Kurt Weber hat nicht nur gut verdient, er hat auch die Höchstsätze in »seine« Krankenkasse einbezahlt. Hätte er die Möglichkeit genutzt und sich und seine Familie privat versichert, so wären die Prämien insgesamt geringer gewesen als in der gesetzlichen Krankenkasse. Das, obwohl die Privatversicherung für jedes einzelne Familienmitglied einen gesonderten Beitrag berechnet. Bei Familie Weber mit zwei Töchtern wäre ein erheblicher Beitrag zustande gekommen. In der gesetzlichen Krankenkasse sind die Familienmitglieder ohne eigenes Einkommen für den Beitrag des Haupt-Mitglieds mitversichert. Da Frau Weber aber selbst berufstätig ist, muß sie in der gesetzlichen Krankenkasse genau so wie in der Privatversicherung ihren eigenen Beitrag bezahlen. Mit dem Unterschied, daß der bei frühem Eintrittsalter in der »Gesetzlichen« wesentlich höher liegt. Kurt Weber hatte falsch kalkuliert, als er trotz steigenden Einkommens in der ERSATZKASSE DER STAHLWERKER* – EDS – DIE KASSE, DIE IHR HANDWERK VERSTEHT! geblieben war. Vielleicht war er damals auf das Gefasel von stabilen Beitragssätzen hereingefallen. Was interessiert eine Beitragsersparnis von zehn Mark im Monat, wenn diese durch drei von der Kasse mit absurder Begründung nicht bezahlte Behandlungen wieder aufgezehrt wird und weitere 20 Behandlungen ins Haus stehen. Das Hauptproblem ist für diejenigen, die in der gesetzlichen Krankenkasse auf Grund ihres unter der Bemessungsgrenze liegenden Einkommens pflichtversichert sind, noch größer. Denn sie haben keinerlei Versicherungsalternative. Wahlfreiheit besteht nur (und das auch erst seit zwei Jahren) hinsichtlich der Beitragssätze. Da kann der Durchschnittsverdiener wählen, ob er in der Kasse bleibt, die 14 % Beitrag berechnet, oder in diejenige wechselt, die sich mit 13 % zufrieden gibt. Daß er in der falschen Kasse ist, egal ob hoch- oder minderhochpreisig, merkt er erst, wenn es zu spät ist. Dann, wenn der »Leistungsfall« eintritt und die Kassen sich inzwischen – wie bei Sarah Weber – einig geworden sind, daß die einzige wirksame Therapie nicht (mehr) bezahlt wird. Ich habe diese Mechanismen ausführlicher in meinem Buch ÜBERLEBEN TROTZ KRANKENKASSEN* beschrieben. Die größtmögliche Perfidie hat Professor Seidel in seinem Brief noch gar nicht beschrieben. Die ist dann gegeben, wenn der Patient am Ende der Behandlung voller Begeisterung über das Ergebnis die bis dahin bezahlten Rechnungen vorlegt, und der »Arbeitsausschuß des Bewertungsausschuß« inzwischen entschieden hat, daß vor einer Kostenübernahme ein »Gutachterausschuß des MDK« (Medizinischer Dienst der Krankenversicherungen, auch diesen gibt es tatsächlich) eine positive Stellungnahme abgeben muß. Natürlich bleibt dem Patienten noch der Weg an das Sozialgericht, Landessozialgericht, Bundessozialgericht, Bundesverfassungsgericht. Dann nämlich, wenn der Gutachterausschuß festgestellt hat, daß das vom Patienten als sensationell gut empfundene kosmetische Ergebnis in Wirklichkeit als ausgesprochen schlecht eingestuft werden muß. Diese Einstufung kann leicht passieren, denn zum einen wird der MDK von den Krankenkassen finanziert und zum anderen müssen Gutachter in medizinischen Fragen über »umfassende eigene praktische Erfahrung mit der zu beurteilenden Methode« verfügen. Eine Feststellung, die in anderer Sache so explizit vom Hanseatischen Oberlandesgericht in Hamburg getroffen wurde. Es dürfte aber in ganz Deutschland beim MDK kaum einen Hautarzt mit beamtenähnlichem Status geben, der auch nur über die geringste eigene praktische Erfahrung mit dieser modernen Behandlungsmethode verfügt. Denn hätte er sie, so würde er sie in eigener Praxis anwenden und nicht stattdessen für den Dienstherrn Akten studieren und den Inhalt in die gewünschte Form bringen. Das finale Horrorszenario wäre allerdings gegeben, wenn der Gutachterausschuß eine Kostenübernahme empfiehlt, die Kasse sich aber vor der Bezahlung mit der Begründung drückt, die Kostenübernahme hätte vor Beginn beantragt werden müssen. Die Krankenkassen als Zyniker, und die Ausschüsse der Kassenärztlichen Vereinigung machen mit!

---

*Überleben trotz Krankenkassen, Ullstein TB, 2. Auflage 1998

Die Sauerstoff-Mehrschritt-Therapie – ein natürliches Heilverfahren mit universaler Einsatzmöglichkeit

Die Sauerstoff-Mehrschritt-Therapie (SMT) habe ich in diesem Buch schon häufiger erwähnt. Das ist zwangsläufig, da sie das Therapieverfahren mit der weitesten Einsatzmöglichkeit ist.

Ich behaupte, sie ist unverzichtbar zur Behandlung der großen Krankheiten unserer Zeit.

Die SMT ist – wie wir gesehen haben – noch kein Verfahren, das in der sogenannten »vertragsärztlichen« Versorgung eingesetzt werden darf.

Das bedeutet ganz einfach aber auch nur, daß sie nicht über den »Krankenschein« abgerechnet werden darf. Nun wird aber der Begriff der »Kassenüblichkeit« von Patienten und oft auch Ärzten häufig dahingehend mißverstanden, als wäre damit irgendein Qualitätsurteil gegeben. Das ist keineswegs der Fall.

»Kassenüblich« bedeutet vielmehr nur, daß irgendein Verfahren irgendwann einmal von den Krankenkassen als Methode anerkannt worden ist. Wird dieser komfortable Status einmal erlangt, so wird er in der Regel auf ewig erhalten, ohne daß der Sinn der Methode jemals wieder in Frage gestellt würde. Ein typisches Beispiel dafür habe ich gleich am Anfang dieses Buches mit dem Durchblutungsmittel »Pentoxyfillin« gegeben: Trotz seiner Unwirksamkeit ist dieses Medikament inzwischen medizinischer Standard geworden, so daß die Anwendung, die für die Krankenkassen hohe Kosten verursacht, überhaupt nicht mehr in Zweifel gezogen wird.

Demgegenüber müssen sich die sogenannten »alternativen« Heilmethoden – hier die inzwischen so erfolgreiche Sauerstoff-Mehrschritt-Therapie – in jedem Einzelfall einer Überprüfung hinsichtlich ihrer Wirksamkeit unterziehen lassen. Einer »Überprüfung«, die in der praktizierten Form nicht einmal ansatzweise diesen Namen verdient. Die Krankenkassen, die unter bestimmten Voraussetzungen die Möglichkeit haben, dem Patienten die Kosten einer SMT zu erstatten, befragen in der Regel die Ärzte des Medizinischen Dienstes der Krankenkassen (früher »Vertrauensärzte.) Nun habe ich – wie schon erwähnt – in diesen Dienststellen so gut wie nie Ärzte gefunden, die als Hauptaufgabe ihrer Tätigkeit die Beschäftigung mit den Fortschritten der Medizin sehen. Das führt dann zu lapidaren Feststellungen wie: »Die SMT ist keine Methode von allgemeiner wissenschaftlicher Anerkennung und darf deshalb in der vertragsärztlichen Versorgung nicht angewandt werden.« Basta!

In der Regel bezieht man sich bei dieser Feststellung auf eine Äußerung des international renommierten Lungenfacharztes Prof. D. Nolte aus Bad Reichenhall, dessen wichtige Beiträge zur Asthmaforschung zwar sehr wertvoll sind, der aber vor nunmehr gut zehn Jahren zur SMT besser geschwiegen hätte. Prof. Nolte hatte damals nämlich behauptet, daß die SMT keine Wirkung haben könne, weil es nicht möglich sei, die *Sauerstoffsättigung*, also die Menge des hämoglobingebundenen Sauerstoffs (Bindung des Sauerstoffs an den roten Blutfarbstoff) dauerhaft zu erhöhen. Letzteres ist zwar zweifellos richtig, spielt aber zur Erklärung der Wirksamkeit der SMT keinerlei Rolle. Dessenungeachtet hat diese Äußerung extremen Schaden dadurch angerichtet, daß sie von den Gegnern der Methode als ständiges Argument gegen die SMT zitiert wird. Sie hat den Siegeszug der SMT um Jahre verzögert. Oder mit den Worten des Vaters der SMT, Prof. Manfred von Ardenne, Dresden: »Zehntausende Beine hätten gerettet werden können, wenn sich die etablierte Medizin schon

früher mit den Wirkungen der SMT auseinandergesetzt hätte.«
Warum man sich überhaupt ausgerechnet auf einen Lungenarzt beruft, wenn man die Wirkung der SMT anzweifeln will, bleibt unklar. Die Lunge ist für den Sauerstoff lediglich die Eintrittspforte in den Körper. Und dann entfaltet er in allen Zellen seine segensreiche Wirkung. Würde man dieses Prinzip – daß nämlich jeder ein Experte ist, nur weil er zu einem Thema etwas sagt –, ausweiten, so könnte der Proktologe (Facharzt für den Enddarm) als Spezialist für Migränebehandlung ausgewiesen werden, weil das vermeintlich schmerzlindernde Migräne-Zäpfchen über den Enddarm in den Körper gebracht wird.

Wie wirkt die Sauerstoff-Therapie?

Den Begriff Sauerstoff-Mehrschritt-Therapie (kurz: SMT) wählte Prof. von Ardenne, weil er das Verfahren in drei Schritte einteilte:
1. Einnahme von bestimmten Vitaminen und Mineralien
2. Inhalation von medizinischem Sauerstoff (gemischt mit normaler Atemluft)
3. Bewegung

Von den vielen unterschiedlichen Varianten der SMT – es gibt mehrere Dutzend – haben sich zwei besonders bewährt, die beide eine Gemeinsamkeit haben: die Behandlungsdauer über 18 Tage. Bis vor einiger Zeit habe ich in meiner Praxis fast ausschließlich die Standardvariante angewandt: Die Patienten atmen täglich zwei Stunden medizinisch reinen Sauerstoff – gemischt mit der normalen Atemluft – über eine leichte Weichplastikmaske, die in keiner Weise behindert, ein. Und zwar über einen Zeitraum von 18 aufeinanderfolgenden Tagen, wobei die Wo-

chenendtage, d. h. Samstage und Sonntage, ausgespart bleiben.
Wir haben früher durchgehend, d. h. an sieben Wochentagen, behandelt, konnten dann aber feststellen, daß dadurch gegenüber der heute praktizierten Form keine weitere Verbesserung zu erreichen war. Wir können also den Patienten an zwei Tagen der Woche »freigeben«, was natürlich auch von den Praxismitarbeitern als angenehm empfunden wird. Es ist aber wichtig, streng darauf zu achten, daß der Patient Kontinuität einhält. Wiederholte Unterbrechungen von mehreren Tagen mindern den Erfolg.
Bei der Behandlung soll ein Sauerstoff-Fluß von vier Litern pro Minute gewährleistet sein. Dann nämlich wird im Alveolarraum (Alveolen = Lungenbläschen) der Lunge eine ausreichend hohe Sauerstoffkonzentration erreicht, so daß der von Ardenne entdeckte »Schalteffekt«, der die Wirkung der SMT ausmacht, ausgelöst wird.
Als wichtige Alternative wenden wir seit einiger Zeit die Sauerstoff-Mehrschritt-Therapie in der sogenannten Ionisationsvariante (vereinfacht: elektrisch negative Beladung der Sauerstoffteilchen) an. Prof. von Ardenne hatte in seinem wissenschaftlichen Hauptwerk zur SMT schon vor vier Jahren darauf hingewiesen, daß in bestimmten Sonderfällen die Ionisation des Sauerstoffs auch dann noch eine Wirkung erzielen kann, wenn die Anwendung des molekularen, unbeladenen Sauerstoffs ohne ausreichenden Erfolg geblieben ist. Das kommt selten vor, muß aber gelegentlich berücksichtigt werden.
So hatten wir insbesondere bei starken Rauchern mehrfach eine unzureichende Wirkung der klassischen SMT beobachtet. Werden aber die Sauerstoffteilchen elektrisch negativ beladen, haften sie besser an den Alveolarwänden der Lunge. Dadurch wird der Gasaustausch wirksamer. Dies führt dazu, daß bei gleicher Wirksamkeit die Inhalationszeit von zwei Stunden auf 20 Minuten ver-

kürzt werden kann, was unter bestimmten Voraussetzungen natürlich Vorteile bietet.
Fast genauso wichtig wie das Inhalieren des Sauerstoffs ist die Bewegung. Die Patienten sollen während der Sauerstoffinhalation alle 20 Minuten für jeweils fünf Minuten auf der Stelle treten, die Arme kreisen lassen, kurz, leichte kreislaufaktivierende Bewegung durchführen. Es ist hierbei keine sportliche Betätigung im strengen Sinne nötig. Denn nicht die erbrachte Leistung ist wichtig, sondern der Effekt der Kreislaufaktivierung. Durch diese Maßnahme gelingt es, die Wirkungsdauer der SMT zu erhöhen. Und es ist darüber hinaus wichtig, daß die Patienten auch nach der SMT zu einer »kraftvollen Lebensweise« (von Ardenne) finden. Das bedeutet als Mindestforderung ein täglicher Spaziergang von etwa 20 Minuten Dauer. Untersuchungen in einer Kurklinik zeigten, daß jene Patienten, die diesen Empfehlungen gefolgt sind, noch ein Jahr nach Durchführung einer Sauerstoff-Mehrschritt-Therapie einen um etwa 20 Prozent verbesserten Sauerstoff- oder Energiestatus hatten! Und dies, ohne daß außer der Bewegung weitere Zusatzmaßnahmen durchgeführt wurden. Ganz im Gegensatz zu einer Kontrollgruppe, deren Patienten die gleiche SMT durchgeführt hatten, dann aber nicht bewegungsaktiv geworden sind. Hier war die durch die SMT verbesserte Sauerstoffversorgung nach einem Jahr bis auf etwa fünf Prozent abgefallen.
Bei der Behandlung von arteriellen Durchblutungsstörungen wird uns nicht selten vorgehalten, daß hier allein durch angepaßte Bewegungsmaßnahmen ein therapeutischer Effekt zu erreichen sei, daß es also auf die Sauerstoffinhalation nicht entscheidend ankäme. Natürlich ist auch uns der Nutzen eines Gehtrainings bei peripheren arteriellen Durchblutungsstörungen durchaus bewußt, nur: Die Durchführung scheitert in aller Regel an den Gegebenheiten der ambulanten Praxis. Das Gehtraining war in den Hochzeiten des Sanatoriumswesens sinnvoll und erfolg-

reich, als jedem Patienten eine Hilfskraft – Krankenschwester oder -gymnastin – an die Hand gegeben wurde, und beide im wunderschönen Kurpark ihre Runden drehten. In der heutigen ambulanten Praxis kann der Arzt je nach Mentalität honigsüß oder energisch auf seinen Patienten einreden: Er wird zu Hause eher zum Pentoxyfillin greifen, als das Gehtraining zu beginnen.
Und noch eines ist zu bedenken: Der Patient leistet während des Bewegungsteils der SMT 20, höchstens 30 Watt. Das ist die Leistung beim »Auf-der-Stelle-Treten«. Wenn er aber *in die Praxis geht*, leistet er mindestens 30 Watt, eher etwas mehr. Er hat also auf dem Weg zur Praxis, sofern er zu Fuß gekommen ist, eine höhere Leistung erbracht. Somit hätte – nach der Theorie der SMT-Gegner – der tägliche Weg in die Praxis bereits den therapeutischen Effekt. Welche Bankrotterklärung des anderen Lagers! Natürlich kommt es entscheidend auf die Sauerstoffzugabe an. An der Sporthochschule Köln wurde durch die Professoren Hollmann und Liesen gezeigt, daß bei zunächst untrainierten Versuchspersonen durch ein dreimonatiges Ausdauertraining (!) ein Leistungszuwachs von 30 Watt erreicht werden konnte. Aber es handelte sich hier um gesunde Probanden, in fortgeschrittenem Alter zwar (im Durchschnitt um 55 Jahre), aber *ohne* die bewegungseinschränkende arterielle Verschlußkrankheit. Von Ardenne konnte zeigen, daß ein gleicher Effekt (33 Watt) bereits durch eine zweimalige Kurzanwendung der SMT zu erzielen ist. Dieser Effekt der Kurztherapie ist zwar bei weitem nicht so lange anhaltend, wie wir das von der klassischen Sauerstoff-Langzeitanwendung kennen, aber schon diese Untersuchung beweist eindeutig, daß es durch den Sauerstoff zu dieser entscheidenden Wirkung kommt.
Demgegenüber ist der sogenannte 1. Schritt der SMT von untergeordneter Bedeutung. Sinn dieses Schritts ist es, durch die vorhergehende Verabreichung eines Vitamin-Mineralgemisches den Sauerstofftransport und dessen

Utilisation (Verwertung) weiter zu verbessern. Wir verwenden eine Kombination von Vitamin B_1, B_{15}, Magnesiumorotat und Vitamin C. (Siehe auch Seite 168.)

Der Schalteffekt

Wenn der Patient ausreichend lange und ausreichend hoch dosiert Sauerstoff inhaliert hat, kommt es zu einer verbesserten Lösung von Sauerstoff im Blut. Dieser Sauerstoff entfaltet nun seine Wirkung am venösen Ende des Kapillarsystems. (Das sind die feinen, sogenannten »Haargefäße« unserer Blutbahnen.) Durch die verbesserte Energiebereitstellung kommt es zu einer Wiederherstellung der Natrium-Kalium-Pumpe, ein biochemischer Mechanismus in unserem Blutgefäßsystem, der für den Schwellungszustand der Zellen verantwortlich ist. Der Effekt: Die innere Auskleidung (das Gefäßendothel) schwillt wieder ab. Dieser wichtige Vorgang, der im übrigen elektronenmikroskopisch zu verfolgen ist, funktioniert ähnlich dem Anschalten eines Lichtschalters. Daher die Bezeichnung »Schalteffekt«. Genauer vielleicht: Umschalt-Effekt. Und zwar von schlecht auf gut. Denn er führt zu einer Erweiterung des Blutgefäßes, was wiederum zu einer Verminderung des Gefäßwiderstandes und zu einer verbesserten Blutversorgung der Organe führt. Es wird jetzt wieder mehr sauerstoffreiches Blut den Zellen zugeführt. Der Sauerstoff wird stärker im Zellstoffwechsel verarbeitet: zu den »energiereichen Phosphaten« nämlich, die ich weiter vorn schon erwähnt habe. Der Sauerstoff schafft die Voraussetzung dafür, daß diese Energielieferanten vermehrt gebildet werden. Und die vermehrte Bereitstellung von energiereichen Phosphaten führt zu einer Verbesserung der Organfunktionen. Dieser komplexe Mechanismus ist die Erklärung dafür, daß die SMT in allen Organbereichen eine so positive Wirkung entfaltet. Und das wiederum erklärt die zunächst überraschende universale Wirkung der SMT. Sie kann bei nahezu allen Krankheitszuständen sinnvoll eingesetzt werden. Und zur Vorbeugung von Krankheiten. Die SMT ist damit Präventivmedizin im besten Sinne. Mit »Wunder« hat das nichts zu tun – wohl aber mit einer segensreichen wissenschaftlichen Entdeckung.

Sauerstoff-Mehrschritt-Therapie – unverzichtbar bei Krebserkrankungen

Ihr Nichteinsatz ist ein unverzeihlicher Unterlassungsfehler!

Ich hatte es schon erwähnt: Chemotherapie oder Strahlentherapie ohne begleitende SMT sind medizinisch nicht zu verantworten. Wir können sehr sicher die Nebenwirkungen der »harten« Therapien abmildern. Und Sauerstoff greift auch eigenständig in das Krebsgeschehen ein. Die Phagozyten, das sind Freßzellen, die Krebszellen vernichten, nehmen an Zahl und Aktivität zu.

Diese Wirkung können wir auch dann noch nutzen, wenn die herkömmliche Medizin keine Möglichkeiten mehr hat; wenn dem Patienten gesagt wurde: »Wir können nichts mehr für Sie tun.«

Wenn ich heute von solchen klinischen »Todesurteilen« höre, zweifle ich, ob an den Universitäten überhaupt noch die wichtige und einfach zu begreifende Erkenntnis gelehrt wird, daß eine stabile Psyche wesentlich hilft, eine schwere Erkrankung zu bewältigen. Und das, obwohl gerade in jüngster Zeit soviel über die erstaunlichen Möglichkeiten der sogenannten Psycho-Neuro-Immunologie berichtet wird. (Psycho = Seele, Neuro = nervlich, Immunologie = Lehre von den Abwehrkräften).

Was soll ein Patient, der hört, daß man nichts mehr für ihn tun kann, denn anderes tun, als sich aufzugeben? Und die

Empfehlung, »die Sachen zu ordnen«, wird genau das Gegenteil bewirken: Der Kranke wird in eine völlig überflüssige Apathie verfallen und gar nichts mehr ordnen. Ich habe Patienten, denen diese »kraftspendende« Empfehlung vor sechs Jahren gegeben worden ist. Sie haben sie gottlob ignoriert (wozu eine bewundernswerte Kraft gehört), sonst würden sie vielleicht immer noch »ordnen«. Diese Patienten haben sich nicht auf die mehr oder weniger fragwürdigen Ratschläge der orthodox befangenen Mediziner verlassen, sondern sie haben Eigeninitiative ergriffen und sich – zusätzlich oder alternativ, je nach Fall – naturheilkundlich behandeln lassen.
Noch besser in Kombination mit der Thymus-Therapie. Werden solche Thymuspräparate eingesetzt, so muß der Arzt natürlich darauf achten, daß nur solche Spendertiere verwendet werden, die aus streng kontrollierten Herden stammen. Es muß sichergestellt sein, daß die Übertragung von tierspezifischen Krankheitserregern ausgeschlossen ist. Gerade die neue Diskussion um die BSE-Krankheit (bovine spongiforme Enzephalopathie = »Rinderwahnsinn«) läßt hier einmal eine behördliche Vorschrift – nämlich die strenge Kontrolle – als vernünftig erscheinen. Die Anforderungen der Behörde an die Anwender von Präparaten tierischer Herkunft sind umfassend. Aber unser Sicherheitsstandard war schon vorher noch höher. So können wir sagen, daß eine Gefährdung der Patienten durch unsere Thymuspräparate ausgeschlossen ist.

Eine besonders wirksame adjuvante Krebsbehandlung besteht somit nach unserer Erfahrung in:

- der dreimaligen Durchführung einer jeweils 18tägigen Sauerstoff-Mehrschritt-Therapie
- in Kombination mit jeweils 15 Thymusinjektionen während des ersten und dritten Zyklus der SMT
- und während des 2. SMT-Zyklus geben wir – in den

meisten Fällen – spezielle Enzymkombinationen (s. S. 63), wodurch die beschriebenen Effekte weiter verstärkt werden.

Uns steht damit heute eine wirkungsvolle Krebs-(Zusatz-)Behandlung zur Verfügung. Das ist um so wichtiger, da bei mangelnder Erfolgsaussicht einer Chemo- oder Strahlentherapie dem Patienten anstelle einer *Therapie* lediglich die üblichen Nachsorge*untersuchungen* angeboten werden, die allein den Zweck haben, den Patienten zum Fatalismus zu erziehen. Krebstherapie ohne SMT erfüllt heute *nicht* den Standard, der der Schwere der Erkrankung angemessen ist! (Nachweis von Ärzten, die mit der SMT vertraut sind, siehe über Adressen im Anhang.)
Ganz entscheidend ist die ständige, auf den Einzelfall passende Nachsorge. Der österreichische Krebsforscher Prof. Dr. Dr. Heinrich Wrba bezeichnet sie sogar als eine der wichtigsten Strategien gegen den Krebs. Denn nach Stahl, Strahl und Chemie gerät der Patient in die – so Prof. Wrba – gefährliche »dunkle Phase« seiner Erkrankung. In dieser scheint er oft vom Krebs befreit zu sein. Aber gerade in dieser Phase sollten immer wieder gut überlegte, unschädliche biologische Mittel eingesetzt werden, das Eßverhalten geändert werden usw., damit der Krebs möglichst nicht eines Tages wiederkehrt. In diesem Erkrankungsstadium, in dem der Organismus sozusagen »zwischen Gut und Böse schwebt« (Wrba), sollten wir alles versuchen, mit »biologischen Mitteln die körpereigenen Abwehrkräfte zu mobilisieren«. Meistens geschieht gerade in dieser so entscheidenden Phase bzgl. biologischer Nachsorge nichts. Die Patienten warten hoffnungsvoll, daß während der nächsten fünf oder zehn Jahre nichts passiert. Und zu viele orthodoxe Mediziner warten mit: Fatalistisch – und allzuoft mit fatalen Folgen.
Ein anderer prominenter Krebsforscher und Arzt hat eine Rangfolge der Wichtigkeit dieser biologischen Mittel auf-

gestellt. Der leider allzu früh verstorbene Radiologe und Nestor der biologischen Krebsbehandlung, Prof. Dr. Dr. Ernst Krokowski, wurde nicht müde, darauf hinzuweisen, daß Sauerstoff den höchsten Stellenwert in der Begleitbehandlung von Krebserkrankungen hat.
Beide – Prof. Wrba als Biochemiker und Prof. Krokowski als Biophysiker – beweisen einmal mehr, daß häufig diejenigen Forscher und Ärzte am wertvollsten für die Patienten sind, die nicht »nur« Ärzte, sondern auch Naturwissenschaftler sind.

Weitere Einsatzmöglichkeiten

Nicht nur Krebspatienten profitieren von der umfassenden Wirkung der Sauerstoff-Mehrschritt-Therapie. Von den SMT-Patienten in meiner Praxis leiden etwa 40 Prozent an arteriellen Durchblutungsstörungen. Diese können sich in verschiedenen Bereichen des Körpers auswirken. Die Hauptmanifestationen sind Gehirnfunktionsstörungen, koronare Herzkrankheiten oder Durchblutungsstörungen der Beine, im fortgeschrittenen Stadium als Schaufensterkrankheit bekannt. Nach einer je nach Krankheitsstadium mehr oder weniger kurzen Gehstrecke treten die typischen Wadenschmerzen auf. Die Patienten müssen stehenbleiben und tarnen ihr Problem dadurch, daß sie z. B. Schaufenster anschauen.
Nun hat dieser fatale Zustand eindeutig seine Ursache in einem verminderten Sauerstofftransport in das periphere Gewebe. Durch die verengten Gefäße wird nicht genügend Blut gepumpt. Und das Blut des Kranken ist in aller Regel auch nur gering mit Sauerstoff beladen. Behandlungsversuche mit den üblichen Medikamenten beschränken sich darauf, das Blut »flüssiger zu machen«. Der Grundgedanke ist richtig: Wenn das Blut besser durch die verengten Gefäße fließt, gelangt mehr Sauerstoff in die Pe-

ripherie. Nur: Das Sauerstoffangebot ist zu gering. Die SMT schlägt dagegen zwei Fliegen mit einer Klappe: Erweiterung der Gefäße durch den beschriebenen Schalteffekt und vermehrte Bereitstellung von Energie.
Bei der Schaufensterkrankheit können wir auch bei jedem einzelnen Patienten sehr einfach die Wirkung beweisen. Der Patient wird vor der SMT auf das Laufband gebeten und geht mit bei vorgegebener Geschwindigkeit, z. B. 2,5 Kilometer (pro Stunde). Das entspricht einem gemächlichen Gehen. Zusätzlich können wir eine leichte Steigung, sagen wir drei Prozent, auf dem Laufband einstellen. Der Patient geht jetzt also gemächlich bergan.
Gerhard M. zum Beispiel klagt nach einer Strecke von 52 Metern über die typischen Schmerzen. Wir führen dann die Sauerstoff-Mehrschritt-Therapie über 18 Tage durch und bitten Herrn M. weitere zwei Wochen später wieder auf das Laufband. Und da passiert fast immer ähnliches. Der Patient schaut von Anfang an gebannt auf den Tacho. Bei 52 Metern lächelt er. Bei 100 Metern werden seine Augen größer. Bei 200 Metern sieht er mich ungläubig an. Und irgendwann treten dann erst wieder Schmerzen auf. Oder wir brechen den Versuch ab, weil wir genug gesehen haben.
Natürlich hat der Patient meist schon während der Behandlung gemerkt, daß es ihm bessergeht, daß er auf der gewohnten Strecke nicht mehr wie früher mehrmals stehenbleiben muß. Aber für die meisten ist es wichtig, diese Besserung auch in genauen Zahlen ausgedrückt zu bekommen. Nach diesem Erfolgserlebnis sind die Patienten viel eher breit, unsere Empfehlungen umzusetzen und den »3. Schritt der SMT« durchzuführen: Bewegung! Wenn die Patienten erst einmal wieder ganz von selbst bewegungsaktiv werden, ist der weitere Erfolg programmiert.
Gerade bei den peripheren arteriellen Durchblutungsstörungen erleben wir es fast immer, daß die schmerzfreie Gehstrecke weiter zunimmt. Ich kenne Patienten, bei de-

nen eine geplante Operation (Amputation) abgesagt werden konnte.
Nicht ganz so leicht ist der Erfolg bei der koronaren Herzerkrankung meßbar. Wenn der Patient aber merkt, daß er wieder zwei Treppenabsätze ohne Unterbrechung zurücklegen kann, ohne daß er das Engegefühl in der Brust verspürt, wenn sein Nitro-Spray in der Tasche bleiben kann – dann weiß er, daß die SMT gegriffen hat.
Ebenso eindrucksvoll sind die Beobachtungen, die wir bei Patienten mit Hirnleistungsstörungen machen. Meist sind es die Familienangehörigen, die darüber berichten, daß es zum Beispiel mit »der Großmutter in letzter Zeit rapide bergab gegangen« sei. Sie sitze nur noch teilnahmslos in ihrem Fernsehsessel, schalte den Fernseher nicht mehr an und nehme gar nicht mehr am Familienleben teil. Die üblichen sogenannten hirnleistungsfördernden Mittel bleiben nach meiner Erfahrung fast immer ohne Erfolg oder rufen unerwünschte Nebenwirkungen wie Unruhe oder Aggressivität hervor.
Wir fangen bei diesen Kranken möglichst schnell mit einer SMT an. Dabei müssen wir häufig zunächst mit der häuslichen Behandlung beginnen. Diese ist heute auch ganz unproblematisch möglich, da wir nicht mehr auf Sauerstoff-Druck-Flaschen angewiesen sind, deren Handhabung vor allem manchen älteren Patienten Schwierigkeiten bereitet. Handliche, mobile Sauerstoffkonzentratoren, die aus der Umgebungsluft in ausreichender Menge Sauerstoff produzieren, erlauben diese ideale Therapie als Heim-Variante. Aber auch bei der häuslichen Anwendung nutzen wir die Wirkungsverbesserung durch eine sogenannte hämatogene Oxidationstherapie, die insgesamt dreimal während der 18tägigen SMT durchgeführt wird. Hierbei wird das Blut mit aktiviertem Sauerstoff behandelt, wodurch es unter anderem zu einer weiteren Verbesserung des Sauerstofftransports kommt. Die Patienten kommen zu dieser Behandlung in die Praxis. In Ausnahmefällen, z. B. bei

Bettlägerigkeit, kann auch diese Anwendung zu Hause erfolgen.
Allein diese, wie ich meine, unverzichtbare Ergänzungstherapie, bedingt, daß die SMT ausschließlich vom Arzt (mit Einschränkung vom Heilpraktiker) durchgeführt werden darf. Wir halten den Begriff Sauerstoff-Mehrschritt-*Kur* für Etikettenschwindel, wenn er dazu verwendet wird, Laien zu »Kur-Beratern«, besser »Kur-Verkäufern« zu machen. Bei jeder neuen Methode besteht ja die Gefahr, daß sich Geschäftemacher ihrer »annehmen«. Mir ist sogar schon ein Bestatter untergekommen, der in den Geschäftsbereich der Gegenseite gewechselt ist. Die Ärztegesellschaft für Sauerstoff-Mehrschritt-Therapie in Hamburg zum Beispiel nennt jedem Anfragenden einen Arzt in seiner Nähe, der mit der SMT vertraut ist.
Häufig können wir den wenig mobilen Patienten nach wenigen Tagen der SMT-Heimanwendung so weit bringen, daß er zu den restlichen Therapietagen in die Praxis kommen kann. Die Angehörigen sind oft schon von diesem Erfolg überrascht. Um so mehr, wenn sie darüber berichten können, daß »die Großmutter wieder die Zeitung zur Hand« nehme und kürzlich »dem Enkel etwas vorgelesen« habe.
Diese erstaunlichen Wirkungen sind durchaus erklärbar. In einer Studie, die vor einigen Jahren in einer geriatrischen (Geriatrie =Altersheilkunde) Abteilung durchgeführt worden ist, konnte der Nachweis erbracht werden, daß durch die SMT das biologische Alter im Durchschnitt um drei Jahre abgesenkt wird, wonach wir durchaus von einem »Verjüngungseffekt« sprechen können. Dieser zeigt sich u. a. in einer Verbesserung der Reaktionsschnelligkeit, der Merkfähigkeit, der Konzentrationsfähigkeit. Aber auch Seh- und Hörvermögen werden verbessert. So haben wir zum Beispiel häufig beobachtet, daß bei vielen Patienten, die wegen ganz anderer Beschwerden mit der SMT behandelt wurden, schon nach wenigen Sitzungen

eine deutliche Verbesserung des Sehvermögens eintrat. Eine Zunahme der Akkomodationsfähigkeit, also der Fähigkeit des Auges, sich auf unterschiedliche Entfernungen einzustellen, kann mit einer Funktionsverbesserung der Augenmuskeln und einer verbesserten Elastizität des Gewebes erklärt werden. Diese zunächst eher zufälligen Beobachtungen wurden erst kürzlich durch eine Studie der Medizinischen Hochschule in Magdeburg vervollständigt. Die Kliniker wiesen nach, daß die SMT als wirkungsvollste, wenn nicht einzig sinnvolle Therapie bei degenerativen Augenerkrankungen, etwa der Makuladegeneration (Makula = Bereich der Netzhaut), gelten muß. Auch eine 1995 an der Freien Universität Berlin erschienene Doktorarbeit bestätigt dieses eindeutige Ergebnis.

Die Durchblutungsverbesserung ist für den Augenarzt, der ja seine Beobachtungen buchstäblich durch das »Fenster zum Inneren« exakt machen kann, ohne weiteres zu sehen. Gegen diese Erkenntnis sind ablehnende Äußerungen von wenig fortschrittlichen Augenärzten, die zu reinen Brillenverordnern degradiert sind, vollkommen belanglos. Erfreulicherweise verbreitet sich unter den Ärzten zunehmend unser Prinzip: Wir beobachten zunächst die Natur, also die Wirkung der SMT am Menschen, und versuchen dann, diese Wirkung zu erklären. Wäre es umgekehrt, so wäre manch erfolgreiche Methode nie zur Anwendung gekommen.

Bei der Behandlung von Hörschäden – eine der großen, zunehmenden Zeitkrankheiten schon bei Jugendlichen – kann die SMT ebenso als Methode erster Wahl angesehen werden. Es gibt Berichte über sehr erfolgreiche Anwendungen der hyperbaren Sauerstofftherapie, also der Sauerstoffinhalation in der Überdruckkammer, bei verschiedenen Formen von Hörschädigungen, etwa nach Knalltraumen oder Hörstürzen mit nachfolgendem Tinnitus (Ohrgeräusche). Nichts lag daher näher, als diese sehr aufwendige und nicht unproblematische Form der Sauerstoffanwendung mit der ganz einfach durchzuführenden SMT zu vergleichen. In der angesehenen Fachzeitschrift für Hals-Nasen-Ohren-Heilkunde wurde das Ergebnis veröffentlicht: Die SMT hat mindestens gleich gute Wirkung wie das andere, wesentlich aufwendigere Sauerstoffverfahren.

Wenn von den großen Hilfen der SMT gesprochen wird, muß eine Krankheit besonders herausgehoben werden: die Migräne. Es stimmt schon sehr nachdenklich, wenn in kurzer Abfolge immer mehr neuentdeckte Substanzen gepriesen werden, mit denen der extrem lästigen Erkrankung angeblich mit großer Sicherheit beizukommen sei. auch die neueste Innovation (»der Patient spritzt selbst«) hält nach meiner Erfahrung keineswegs, was sie verspricht. Alleingelassen von der pharmakologischen Medizin, habe auch ich bei der Migränebehandlung über viele Jahre diverse Methoden und Mittel bei meinen Patienten ausprobiert oder durchführen lassen: Akupunktur, Neuraltherapie, Homöopathie, Entspannungstechniken etc. Nichts half wirklich überzeugend.

Erst mit der SMT haben wir eine sichere Behandlungsmethode gegen Migräne in der Hand. Die Behandlung beginne ich jetzt grundsätzlich mit der SMT. Bei den wenigen nicht zureichend ansprechenden Patienten lasse ich im Anschluß die Akupunkturmassage nach Penzel durchführen. Wir erreichen damit insgesamt über 90 Prozent gute bis sehr gute Ergebnisse.

Diese eigenen Beobachtungen werden untermauert durch eine Studie, die vor etlichen Jahren von der MEDIZINISCHEN AKADEMIE in Dresden vorgelegt worden ist. Danach hatten 85 Patienten ein Jahr nach Durchführung der SMT – ohne daß zwischenzeitlich irgendwelche weiteren Maßnahmen durchgeführt worden wären – nur noch halb so häufig und mit halber Stärke ihre Anfälle. Ein Ergebnis, das jeder, der sich mit der Migränebehandlung beschäftigt, als gut bestätigen wird.

Die Schilderung der vielen Hauptangriffspunkte (Hauptindikationen, siehe Anhang) der SMT läßt leicht den Verdacht aufkommen, wir offerierten hier eine »Wundertherapie«. Die zunächst befremdliche Universalität wird aber sofort erklärbar, wenn wir uns den Grundwirkungsmechanismus vor Augen führen: Durch die verbesserte Energiebereitstellung durch den Sauerstoff kommt es zu einer Funktionsverbesserung aller Organe, so daß hier die Entstehung einer Erkrankung für uns zunächst nicht die größte Bedeutung hat. Bei der Migräne z. B. spielt es zunächst keine Rolle, ob diese nervale oder gefäßspastische Ursachen hat. Es muß in diesem Zusammenhang aber ganz klar betont werden, daß auch wir natürlich nicht der »Null-Diagnostik« das Wort reden wollen. Ob wir uns aber den Überdiagnostikern beugen sollen, die so lange diagnostizieren, bis es nichts mehr zu therapieren gibt, ist eine Frage, die ich mit nein beantworten möchte.
Eine weitere große Gruppe von Krankheiten, die für die SMT besonders geeignet sind, bilden jene, die aus Bewegungsmangel entstehen oder zu Bewegungsmangel führen. Eine alte Erfahrung lautet: Bewegungsmangel ist der schlimmste Streß! Beispielhaft seien hier Funktionsausfälle nach einem Schlaganfall genannt. Von allen Patienten, die danach mit der SMT behandelt worden sind, berichten die Angehörigen und krankengymnastischen Therapeuten, daß es zu einer wesentlichen Verbesserung der Restfunktionen gekommen ist. Auch die Patienten spüren so gut wie immer eine erhebliche Zunahme an Lebensqualität.
Ein »Paradefall« ist für mich eine Patientin mit massiven Hirnfunktionsausfällen nach mangelnder Hirn-Blutversorgung infolge eines vorübergehenden Herzstillstandes. Die Patientin verbrachte die Tage im Rollstuhl und wurde rund um die Uhr von Pflegern betreut. Schon während des ersten SMT-Zyklus wurde sie jedesmal von einem anderen Pfleger gebracht, weil sich keiner den Grund der Verände-

rung erklären konnte und wissen wollte, was dahintersteckt. Die Patientin arbeitete plötzlich eifrig bei der Krankengymnastik mit, und es konnten mit ihr wieder – wenn auch einfachste – Dialoge geführt werden.
Und noch ein Beispiel für die manchmal dramatischen Wirkungen der SMT, das besonders gut zeigt, worauf es ankommt: die Beseitigung des Energiemangels. Mir wurde ein Patient mit dem Vollbild der Aidserkrankung gebracht. Der junge Mann war so schwach, daß er die zwei Treppenabsätze zu meiner damaligen Praxis hinaufgetragen werden mußte. Im Therapiezentrum war ihm eine Lebenserwartung von vier Wochen prognostiziert worden. Ich wußte, daß ich die Grundkrankheit nicht beeinflussen kann. Aber auch hier war das Ziel die Verbesserung der Lebensqualität. Wir haben immerhin erreicht, daß der Patient bei relativ gutem Befinden noch ein halbes Jahr gelebt hat.
Nun sagen die Skeptiker: Eine Therapie mit so vielen Indikationen muß doch auch Gegenanzeigen haben. Das heißt Leiden, bei denen eine Therapie nicht eingesetzt werden darf. Genau gesagt ist es nur eine, die praktisch von Bedeutung ist: die sogenannte respiratorische Globalinsuffizienz, eine weit fortgeschrittene Erkrankung des Atmungssystems.
Normalerweise wird das Atemzentrum durch den Blutgehalt an Kohlensäure gesteuert. Kohlensäure ist das Endprodukt des Sauerstoff-Stoffwechsels. Je mehr Arbeit geleistet wird, um so mehr Kohlensäure entsteht. Das wiederum ist das Signal an das Atemzentrum: »Vermehrt atmen!« (Damit der Sauerstoffbedarf in der Peripherie befriedigt wird). Wenn aber diese Steuerung nicht mehr funktioniert, wenn das Atemzentrum über den Sauerstoffgehalt des Blutes gesteuert wird, dann wäre eine lang dauernde, hochdosierte Zufuhr von Sauerstoff fatal. Das Atemzentrum würde den Befehl bekommen: »Genügend Sauerstoff vorhanden – nicht mehr atmen!« Ein Atemstill-

stand wäre programmiert. Diese praktisch einzige Kontraindikation ist von geringer Bedeutung. Noch weniger wichtig sind Akutzustände nach Organtransplantationen, weil wir ja auch die körpereigene Abwehr stimulieren.
Früher dachten wir, daß auch die Überfunktion der Schilddrüse und die Epilepsie den Einsatz der SMT verbieten würden. Beides sind Krankheiten, die auf einem hohen energetischen Niveau ablaufen. Wir gingen davon aus, daß wir eine Krise auslösen könnten, wenn wir zusätzlich noch Energie in Form von Sauerstoff zuführen würden. Neue Erkenntnisse belegen, daß auch Patienten mit Schilddrüsenüberfunktion oder Epilepsie wegen anderer Indikationen mit SMT behandelt werden können. Ich selbst habe mehrere Dutzend solcher Patienten behandelt, ohne in einem einzigen Fall eine Krise beobachtet zu haben.
So ist die Sauerstoff-Mehrschritt-Therapie eine Methode, die aus der täglichen Praxis nicht mehr wegzudenken ist. Fast alle Krankheiten können sinnvoll behandelt oder mitbehandelt werden.
Darüber hinaus ist sie Vorsorgemedizin im besten Sinne.

Wer übernimmt die Kosten?

Von einigen Krankenkassen werden etwa 80 Prozent der Anträge auf Kostenübernahme der Sauerstoff-Mehrschritt-Therapie (SMT) positiv entschieden. Ich war schon vor zehn Jahren, als ich die SMT in meiner Praxis einführte, der Überzeugung, daß die Kassen für diese sinnvolle Therapie bezahlen sollten. Gerade auch angesichts des Umstandes, daß damals – wie heute – eine Fülle von obskuren medizinischen Anwendungen anstandslos bezahlt wird, nur weil diese herkömmliche Medizin den Status der »allgemeinen Anerkennung« hat. Ist dieser erst einmal erreicht, so brauchen sich – wie schon erwähnt – die Verfechter der jeweiligen Methode keinerlei Sorgen mehr zu machen, es sei denn, für ein Präparat stellen sich schwere Nebenwirkungen heraus. Selbst in solchen Fällen lehrt die Erfahrung, daß es auch dann noch lange dauern kann, bis die geeigneten Maßnahmen zum Schutz der Patienten greifen.

Es ist eine Perversion des Sicherheitsdenkens, daß zahlreiche Medikamente auf dem Markt sind, die keine Nebenwirkungen haben – aber eben auch keine Wirkung. Ein gutes Beispiel sind die vielen Substanzen, die Durchblutungsstörungen heilen sollen, aber keinerlei Wirkung haben. An diesen Präparaten, die zu den Umsatzrennern der chemischen Industrie zählen, verdienen bekanntlich drei Gruppen:

Der Hersteller, der Großhändler und der Apotheker. Diejenigen, die zuerst profitieren sollen, haben nichts davon: der Patient keine Wirkung, der Arzt keinen Erfolg. Und

trotzdem lesen wir in den Stellungnahmen der Ärzte des »Medizinischen Dienstes« (»Vertrauensarzt«) den Hinweis: »Der Patient hat das durchblutungsfördernde Präparat XY noch nicht bekommen, also ist er mit den Methoden der Schulmedizin noch nicht als austherapiert zu betrachten.«
Vergessen oder absichtsvoll übersehen wird dabei, daß der Patient seit 20 Jahren das gleiche unwirksame Durchblutungsmedikament YX und dazu seit fünf Jahren das Präparat YZ brav genommen hat.
Pro Jahr schluckt der Patient in unserem Beispiel unwirksame Tabletten im Wert von 1200 DM. Und weil keine Besserung eintritt, wird er zur Kur geschickt. Das kostet die Krankenkasse oder den »Rentenversicherungsträger« (»LVA« oder »BfA«) alle drei Jahre 6000 DM. Zwischendurch wird er ins Krankenhaus eingewiesen, damit dort durch Gefäßkatheter und ähnliche diagnostische Maßnahmen bestätigt werden kann, was dem Achselzucken des befragten niedergelassenen Internisten vorher schon zu entnehmen war: Die Schulmedizin ist ratlos. 14 Tage Aufenthalt in einem Universitätskrankenhaus kosten fast 16000 DM (sechzehntausend). Im Landhospital sind es immer noch 5000 DM. Das bedeutet – und ich empfehle den Gutachtern, nachzurechnen, was sie anrichten – alle drei Jahre Kosten zwischen 14600 und 25600 DM, nur damit der Patient die Gewißheit bekommt: Es ist wirklich nichts zu machen. Sooft es dem Kranken auch gesagt wird: Es ist falsch. Die Sauerstoff-Mehrschritt-Therapie hilft auch dann, wenn herkömmliche Methoden versagen. Eine Therapie pro Jahr über 18 Tage kann den Gefäßpatienten dauerhaft beschwerdefrei halten. Entsprechendes gilt für andere Leiden.
Es ist gängige Rechtsprechung der Sozialgerichte, daß mehrere Bedingungen erfüllt sein müssen, damit die Krankenkasse die Kosten einer nicht »allgemein anerkannten« Therapie übernehmen kann.

Die wichtigste ergibt sich aus unserem Beispiel: *Die herkömmlichen Therapieverfahren müssen ohne Erfolg angewandt worden sein, und/oder es darf kein sinnvolles herkömmliches Verfahren zur Behandlung der Erkrankung mehr vorhanden sein.* Nun haben einige Krankenkassen diese Rechtsauffassung früher so rigide ausgelegt, daß es praktisch nie zur Kostenübernahme einer »außervertraglichen Leistung« wie der SMT kommen konnte. Es war die verwaltungstechnische Umsetzung der Äußerungen der Medizinischen Dienste, wenn wir, Patient und Arzt, aufgefordert wurden, nachzuweisen, wie lange das Präparat A in welcher Dosierung eingenommen wurde. Das gleiche sodann für Medikament B und C und D. Und wenn wir den Nachweis bis F geführt hatten, kam prompt (das bedeutet im Krankenkassenverwaltungswesen oft vier bis sechs Wochen) die Rückfrage, warum das Medikament G noch nicht eingesetzt worden sei. Denn es stünden selbstverständlich weitere Methoden der Schulmedizin (die Kassen verwenden ausschließlich diese Bezeichnung) zur Verfügung. Die Aufforderung der Kassen an die Patienten, vor Entscheidung über einen Kostenübernahmeantrag lückenlose Nachweise über die Behandlung der vergangenen 20 Jahre, wurde von fast allen betroffenen Patienten als solche Zumutung empfunden, daß sie die entsprechenden Institutionen als *Medizynische* Dienststellen empfanden. Ich sah mich immer auf der Seite der Betroffenen, zumal natürlich auch meine Arbeit von diesen Bürokratiescharmützeln beeinträchtigt wird. Wäre ich jemals in dem von der Kasse gewünschten absurden Umfang auf eine solche Anfrage eingegangen, ich hätte mich an einem einzigen Fall als Facharzt für Funktionärsmedizin habilitieren können.
Der Patient steht vor einem in manchem kaum lösbaren Dilemma. So soll er für die Kasse von seinen vorbehandelnden Ärzten Nachweise über die erfolglos durchgeführten Behandlungen beibringen. Er kann es aber nicht, weil kaum ein Arzt bereit sein wird, seinen Mißerfolg

schriftlich einzugestehen. Und der Patient möchte ja auch das persönliche Verhältnis zu seinem langjährigen Arzt nicht belasten.
Es gibt aber eine Lösung des Problems. Der Patient teilt seiner Kasse mit, daß er seiner Mitwirkungspflicht genügen möchte, es aber aus den genannten Gründen nicht kann. Und er bittet die Krankenkasse, alle benötigten Behandlungsdaten dem Krankenkassenarchiv zu entnehmen. Es ist für mich immer wieder erstaunlich, daß die Kassen, die sich auf einer hohen Stufe der Archivkunst befinden, nicht selbst auf diese einfache, aber effiziente Möglichkeit kommen.
Die Verpflichtung, zuerst die herkömmlichen Methoden ausprobiert haben zu müssen, bringt ein weiteres – ungleich schwereres – Problem. Die Patienten kommen zu uns häufig erst in einem sehr fortgeschrittenen Krankheitsstadium. Es ist ohne weiteres einleuchtend, daß die Behandlung der Krankheit – mit welcher Methode auch immer – dann ungleich schwieriger ist. Es spricht aber gerade für die hohe Wirksamkeit der SMT, daß sie auch dann noch Hilfe bringt, wenn die herkömmliche Medizin schon die radikale Lösung angepeilt hat: bei arteriellen Durchblutungsstörungen etwa die Amputation. Ich habe – wie schon erwähnt – viele Patienten gesehen, bei denen ich sicher bin – der Patient im übrigen auch –, daß durch die SMT die Amputation vermieden wurde.
Die zweite Forderung, die für eine Kostenübernahme erfüllt sein muß, ist diese:
Die in Rede stehende Methode, hier also SMT, muß von einer nicht unwesentlichen Zahl von Ärzten angewendet werden. Ich halte diese Forderung für sehr vernünftig, denn es soll durch sie vermieden werden, daß man sich mit irgendwelchen obskuren Methoden von Einzelgängern beschäftigen muß. Die SMT erfüllt die Forderung eindeutig. Sie wird in Deutschland flächendeckend angewandt. Eine alte Forderung, die ich für die Ärztegesellschaft für SMT

erhoben hatte, konnte in den letzten Jahren erfüllt werden: *Jeder Patient* kann in der Nähe seines Wohnorts mit SMT behandelt werden. Drittens muß die betroffene Methode eine *Erfolgsmöglichkeit* beinhalten.
Allein wenn wir die vielen Arbeiten unabhängiger Wissenschaftler über die Wirkung von Sauerstoff auf den Organismus betrachten und sie mit dem Grundmechanismus der SMT in Einklang bringen, wird klar, warum die SMT wirken *muß*.
Manche meiner hier veröffentlichen Gedanken und Ratschläge werden zu dem Vorwurf führen, ich würde das Verhältnis zwischen Krankenkassen und Kassenärzten belasten. Nun scheint mir dieses Verhältnis relativ unwichtig. Wichtig ist das Engagement für die Patienten und die Durchsetzung ihrer – ich meine berechtigten – Forderungen.
Und so rate ich jedem meiner Kollegen, auch Anwalt seiner Patienten gegenüber den undurchsichtigen Institutionen zu sein. Das ist zunächst mit viel Schreibarbeit verbunden, aber wir sind heute so weit, daß sich die Mühe lohnt. Ich stelle für jeden Patienten, der mit geeigneter Indikation zu mir kommt, den Antrag auf Kostenübernahme der SMT. Neben dem Hinweis auf die drei eingangs genannten Voraussetzungen für einen positiven Entscheid schildere ich umfassend die Anamnese (Erhebung der Krankengeschichte), die bisher durchgeführte Behandlung, soweit das aus der Anamnese deutlich wird, und die Erfolgsaussichten bei dem jeweiligen Krankheitsbild. Es folgt weiter der Hinweis auf das Urteil »3/8 RK 5/87« des Bundessozialgerichts vom 23. 3. 88, welches bahnbrechend für unsere alternativ/adjuvante Medizin war, und auf dem weitere Urteile aufbauen. Schließlich mache ich einen Kostenvoranschlag und weise auf die analogen Abrechnungsziffern der Gebührenordnung für Ärzte (GOÄ) hin. Danach entsteht für die 18tägige SMT ein Betrag von 1599,84 DM, den ich auf

DM 1400,– reduziere, da keine vollkommene Analogie herstellbar ist.
Bei Krebspatienten beantragen wir – wie ausführlich dargelegt – die Durchführung von drei Zyklen der SMT in Verbindung mit zwei Zyklen der Thymus-THX-Therapie (»Sauerstoff-Mehrschritt-Immunstimulation«) zum Preis von insgesamt DM 5900,–.
Manchmal weise ich schon im ersten Antrag darauf hin, daß wir bei erfolgreicher Behandlung mit der SMT viel Geld für die Kassen einsparen können, etwa durch Vermeidung unwirksamer teurer Medikamente oder durch Vermeidung der Pflegebedürftigkeit oder Reduktion von Krankenhausaufenthalten. Wenn es uns etwa gelingt, für einen Patienten zehn Krankenhaustage einzusparen, dann hat die Krankenkasse zwischen 4000 DM (Landhospital) und 11000 DM (Universitätsklinik) (s. o.) gespart. Es ist zwar bedauerlich, daß wir Ärzte wie Betriebswirte argumentieren müssen, aber es hilft oft.
Häufig kommt aber nach dem ersten Antrag zunächst die Ablehnung. Dabei frage ich mich immer wieder, woran es eigentlich liegt, daß die Kassen manchmal bis zu einem halben Jahr brauchen, bis der Patient eine Nachricht des sattsam bekannten Inhalts erhält:
»Wir bestätigen Ihren Antrag auf Kostenübernahme der Sauerstoff-Mehrschritt-Therapie zur Behandlung Ihrer Durchblutungsstörungen, müssen Ihnen aber zu unserem Bedauern mitteilen, daß wir die Kostenübernahme ablehnen müssen. Nach Mitteilung des Medizinischen Dienstes handelt es sich bei der SMT um keine Kassenleistung, weil . . .« (und es folgt die übliche bis zu drei DIN-A4-Seiten umfangreiche Schilderung von Verwaltungsparagraphen). Und weiter: »Da es sich um keine Kassenleistung handelt, darf sie der Kassenarzt weder verordnen, noch darf die Krankenkasse sie bewilligen. Außerdem sind bei Ihnen noch nicht alle Möglichkeiten der kassenüblichen Behandlung ausgeschöpft. Es könnte z. B. ein erneutes

Oszillogramm oder eine Sonografie durchgeführt werden. Auch könnte beim Angiologen (Anm.: Gefäßspezialisten) erneut das Stadium Ihrer Erkrankung festgestellt werden. Zur Behandlung Ihrer Erkrankung sind viele Medikamente auf dem Markt, deren Verordnung zum Alltag eines Allgemeinarztes oder Internisten gehört. Wir bedauern diese Ablehnung um so mehr, als wir sehr um die Zufriedenheit unserer Versicherten bemüht sind. Im Interesse einer Gleichbehandlung der Versicherten können wir keine Ausnahme machen. Wir wünschen Ihnen alles Gute. Wir müssen diesen Bescheid mit einer Rechtsbehelfsbelehrung versehen und teilen Ihnen daher mit, daß Sie innerhalb von vier Wochen dagegen Einspruch einlegen können.«

Diese Rechtsbehelfsbelehrung aber ist nun tatsächlich das einzige Weiterführende an einem solchen Bescheid. Der Inhalt selbst ist regelmäßig unlogisch. Man beachte den Zirkelschluß: »Die SMT ist keine Kassenleistung, also darf sie nicht zu Lasten der Kasse erbracht werden.« Wäre die SMT eine Kassenleistung, so hätte es aber doch eines Antrags gar nicht bedurft. Kurz, die Ablehnungsbegründungen sind meist so dürftig, daß sich ein Widerspruch lohnt. Danach kommt es dann häufig zu einer positiven Entscheidung: »Nach nochmaliger Überprüfung der Angelegenheit sind wir in Übereinstimmung mit dem Medizinischen Dienst zu der Auffassung gelangt, daß die SMT Ihr Krankheitsbild günstig beeinflussen kann. Wir genehmigen daher zunächst die Durchführung einer Serie von 18 Behandlungen und bitten, uns danach die spezifizierte Rechnung zur Erstattung einzureichen.«

Es kommt ausgesprochen selten vor, daß die Angelegenheit vor Gericht ausgetragen werden muß. Erfreulich häufig wird inzwischen schon der Erstantrag positiv entschieden. Manchmal erst, nachdem einige Zusatzfragen beantwortet sind:

»Halten Sie einen Erfolg der Behandlung für möglich?«

»Ja, natürlich, denn sonst hätten wir sie doch gar nicht beantragt.«
Die Privatversicherungen sind inzwischen noch weiter. Sie mußten auf Druck der höchstrichterlichen Rechtsprechung die sogenannte Wissenschaftsklausel fallenlassen. Nach dieser mußten nur Therapieverfahren erstattet werden, die »wissenschaftlich anerkannt« sind. Da es keine objektiven Kriterien für »Wissenschaftlichkeit« gibt, kann es aber auch keine für »wissenschaftliche Anerkennung« geben.
Ein schöner Erfolg ist aus einer aktuellen Stellungnahme der MANNHEIMER Versicherung abzulesen. Diese erkennt seit einigen Monaten ausdrücklich die Sauerstoff-Mehrschritt-Therapie als erstattungsfähige Therapie an. Damit bewahrheitet sich ein frühes Wort des Nestors der SMT, Manfred von Ardenne: »Die Vernunft wird sich unseren Erfolgen nicht auf Dauer verschließen können.«

Hautärzte –
ideale Ganzheitsmediziner

Es mag für viele überraschend klingen; ich meine, daß Hautärzte das Prinzip ganzheitlicher Behandlung in idealer Weise anwenden könnten. Wenn sie die richtigen Methoden praktizieren würden. Die Haut ist der Spiegel des Organismus. Bestimmte Diagnosen sind auf Anhieb bei Betrachtung der Haut des Patienten zu stellen. Wenn so zum Beispiel eine Stoffwechselstörung erkannt wird, wäre es natürlich fatal, lediglich eine Salbe auftragen zu lassen. Sie würde zwar die Erscheinungen beseitigen, nicht aber das Grundproblem. Ich werde zeigen, daß es anders geht. Zunächst müssen wir uns aber der jetzigen Situation in vielen hautärztlichen Praxen zuwenden.

Mäxchens Hautjucken

Fast jeden Tag steht eine Mutter mit einem vor Juckreiz weinenden Kind an meiner Anmeldung. Das Trauerspiel ist fast immer das gleiche: Die Mutter versucht das Kind zu beruhigen und wird dabei immer hektischer. Das Kind weint immer mehr. Endlich tue ich gut daran, bei dieser ersten Begegnung nichts zu forcieren – manchmal zur Enttäuschung der auf den Wunderheiler hoffenden Mutter. Manchmal machen die Kleinen einen völlig verschüchterten Eindruck. Fast apathisch ergeben sie sich in ihr Schicksal, den xten Doktor an ihrer Haut herumrätseln lassen zu müssen.
Die sorgfältige Begutachtung der Haut ist Show; je länger

der Hautarzt inspiziert und das Ärmchen dreht und wendet, um so länger hat er Zeit, zu überlegen, welche Salbe er noch aufstreichen lassen könnte oder wie er der Mutter schonend beibringen kann, daß auch ihm nichts Besseres einfällt als das Zauberwort »Kortison«.
Bei diesem Wort zucken heute die meisten Patienten zusammen, als ob der Leibhaftige erschienen sei – nicht ganz zu Unrecht. Dennoch ist es keineswegs gerechtfertigt, daß dieses manchmal unverzichtbare Medikament vollkommen in Verruf geraten ist. Die Kortisongabe bei lebensbedrohendem Zustand *muß* sein, beispielsweise beim allergischen Schock. Die lokale Kortisonanwendung *darf* sein, beispielsweise bei akuten Entzündungen. Aber die länger dauernde Kortisonanwendung bei Hauterkrankungen ist häufig der Offenbarungseid derjenigen, die den Tunnelblick auf ihr Fachgebiet gerichtet haben: die den Menschen nicht als Ganzheit, sondern nur in seinen kranken Einzelteilen sehen und auf die Symptome fixiert sind.
Ein Blick auf die Haut unseres kleinen Patienten genügt, um die Bestätigung für seine Qualen zu bekommen: Er leidet an Neurodermitis oder Neurodermatitis. Das ist eine sehr verbreitete, immer häufiger zu beobachtende Hauterkrankung, über deren Entstehung weitgehend Unklarheit herrscht. Sicher ist nur, daß sie bevorzugt bei Kindern auftritt, oft in Zusammenhang mit einer Nahrungsumstellung. So erinnern sich die Mütter häufig daran, daß die Erscheinungen mit dem Abstillen aufgetreten sind. Daraus folgern nun die Pragmatiker, daß die unphysiologische Belastung mit Kuhmilch oder synthetischen Milchzubereitungen auslösend gewirkt hat. Das Abstillen liefert den psychologisch Orientierten natürlich genauso ihre Argumente: Der Liebesentzug durch die Mutter war es!
Auffällig ist, daß ich im Mutter-Kind-Verhalten schon besondere Qualitäten beobachten konnte. Häufig scheint es sich um besonders ehrgeizige, andere Male um besonders hektische Mütter zu handeln. Nun können wir in aller Re-

gel nicht herausfinden, ob die Hektik zuerst da war oder ob die Mutter durch das Leiden ihres Kindes erst so geworden ist.

Ich habe die Erfahrung gewonnen, daß nichts so schwer zu beeinflussen ist wie das Verhalten der Patienten. Generationen von Psychologen und Psychiatern haben sich mit dem Problem befaßt – ohne überzeugende Erfolge. Also lassen wir die Mutter zunächst, wie sie ist, und wenden uns dem Leiden ihres Kindes zu.

Der Hautarzt meint, seine Erkenntnisse einer breiten Öffentlichkeit bekannt machen zu müssen. Und so nimmt er freudig die Einladung der örtlichen AOK an, einen Vortrag über das Thema »Neue Erkenntnisse in der Behandlung der Neurodermatitis« zu halten. Und er sagt den geplagten Eltern folgendes:

»Fürchtet euch nicht – auch die Krankheit eures Kindes wird besiegt werden. Wir haben die Mechanismen der Krankheitsentstehung entschlüsselt. Und darauf haben wir ein komplexes Therapiesystem aufgebaut. Die Voraussetzung für den Erfolg aber heißt Geduld. Die Krankheit ist nicht an einem Tag entstanden, und so wird sie nicht an einem Tag besiegt sein. Meist ist die Krankheit Ihres Kindes im Säuglingsalter aufgetreten. Wartet bis zum Kindergarten! In seltenen Fällen dauert es bis zum Vorschulalter. Es kann sein, daß Ihr Kind in der Vorschule nicht glücklich ist. Haben Sie etwas falsch gemacht? Warten Sie bis zur Einschulung. Oder bis zur Konfirmation oder Kommunion – je nach Gegend. Spätestens mit der Verlobung wendet sich alles zum Besseren. Und sicher ist die Haut bei der Hochzeit rein – es muß aber eine Liebesheirat sein. In den seltenen Fällen, in denen diese wichtigen Ereignisse keine Besserung bringen, kommt als Heilmittel das erste Kind.«

Und so schlägt der Hautarzt seinen tröstlichen Bogen über die silberne und goldene bis zur diamantenen Hochzeit. Aber die Zuhörer wußten schon vorher, daß mit dem Tod jedes irdische Leid beendet ist.

Der Vorsitzende eines Berufsverbandes der deutschen Dermatologen war sich vor einigen Jahren in einer Veranstaltung des Hamburger Abendblatts nicht zu schade, seinen dort geäußerten Platitüden durch Anlegen seiner berufsspezifischen Kittelkluft (»Eppendorfer Form«!) besonderen Nachdruck zu verleihen. Einige Mütter (die Väter waren noch auf Arbeit) fielen auf die schönen Worte herein und besuchten den Vortragenden am nächsten Tag in seiner Praxis.
Praxis? Legebatterie-Konstruktion! 15 Kabinen diesseits der behördlich noch nicht vorgeschriebenen DIN-Schulterbreite. Spanplatten in Mißachtung der Schallschlucknorm. 15 Kabinen gefüllt mit den Kandidaten des Schwären-Quiz. Und mittendrin der kleine Max mit seiner juckenden und brennenden Haut. Und er hört, wie rechts außen der Oberhautarzt sein Defilee beginnt. Alles im weltläufigen Kommandoton:
»Balanitis? Auch die Vorhaut braucht Pflege. Waschen, aber nicht zu hart. Übermorgen seh' ich dich wieder. Schwester, Ziffer eins!
Na, Oma, wie geht's uns denn. Die Gürtelrose ist ja noch schlimmer geworden. Da müssen wir durch. Daß du ja nicht zum Besprechen gehst. Dann brauchst du zu mir nicht wiederzukommen. Morgen Verbandswechsel. Schwester, Ziffer 61 und Ziffer 10!
Herpes! Wohl den Falschen geküßt? Könnt ihr nicht wenigstens etwas auf Hygiene achten? Viru-Merz? Ja, kauf dir das doch selbst. Liebe auf Krankenschein, das wär' ja noch schöner. Wie man das los wird? Enthaltsamkeit, meine Liebe. Schwester, Ziffer 161. Konzeptionsverhütung.
Heuschnupfen? Was gehste auch in 'nen Birkenwald? Heuschnupfenmittel DHU? Homöopathie? Da mußte allerdings dran glauben. Ich glaub's nicht. Es hat dir geholfen? Dann kauf's dir doch. Schwester, Ziffer 10 und 14. Planung medikamentensparender Therapie und orientie-

rende Untersuchung: Linkes Nasenloch zuhalten, durchs rechte einatmen. Gut so. Rechtes Nasenloch zuhalten, durchs linke einatmen!
Wieso sind Sie mit Ihren Krampfadern schon wieder hier? Sie wissen doch, daß man da nichts machen kann. Ach so, infiziert? Schwester, warum ist das Bein noch nicht freigemacht?«
Und mit dem Entfernen des schmierigen Verbandes von den geschwürigen Wunden zieht mit den Wortfetzen der Eitergeruch über die luftigen wie hellhörigen Preßspanabteile.
Dem kleinen Max mit seiner Neurodermitis wird übel. Aber er traut sich nicht abzuhauen. Und Mutter würde es auch sicher verhindern. Und so empfangen die beiden die revolutionären Heilsanordnungen: »Zweimal täglich Kortisonsalbe dünn auftragen. Zwischendurch gut fetten.«
Es geht auch anders. Die Patienten können heute einen Hautarzt oder einen allgemeinmedizinisch tätigen Arzt, der sich mit Hautkrankheiten befaßt, finden, in dessen Praxis nicht das Fließbandprinzip und der Kommandoton herrschen. Dem Patienten rate ich: Achten Sie bei der Auswahl des Hautarztes darauf, daß er das Hauptgewicht auf ein sorgfältiges Auskundschaften der Ursachen legt. Die Haut ist der Spiegel der Seele und des Organismus. Natürlich ist die Ursache vieler Hautkrankheiten eine Stoffwechselstörung. Wie leicht kann diese erkannt werden, wenn gründlich nach den Lebens- und besonders den Ernährungsgewohnheiten gefragt wird. Aber es versteht sich von selbst, daß dieses Nachfahnden nicht »zwischen Tür und Angel« erfolgen kann. Das Patienten-Arzt-Gespräch muß ungestört von Dritten stattfinden. Das Sprechzimmer muß die zentrale Einrichtung der Praxis sein – nicht die Legebatterie!
Die Fahndung kann langwierig und mühsam sein. Häufig wird eine Auslaßdiät weiterführen. Der Patient meidet ein Nahrungsmittel nach dem anderen, bis die einsetzende

Besserung der Erkrankung die Richtung weist. Wird jetzt wieder das verdächtige Nahrungsmittel zugeführt und es kommt tatsächlich wieder zur Verschlechterung, so ist der Übeltäter identifiziert. Damit man nicht ins Blaue hinein forschen muß, ist die sorgfältige Anamnese wichtig. Sie bringt es häufig an den Tag: Den Patienten bzw. ihren Angehörigen fällt plötzlich ein, daß bestimmte Speisen oder Getränke zu einer Verschlechterung der Hauterscheinungen geführt haben. Wein und Ernüsse etwa – eine verhängnisvolle Kombination.

Das gilt in gleichem Maße für den Psoriatiker, also den Patienten mit Schuppenflechte, wie für den mit Neurodermatitis. Wegen ihres ähnlichen Entstehungsmechanismus kann man die Neurodermatitis auch als »Cousine der Psoriasis« bezeichnen.

Ein großes Problem ergibt sich für mich daraus, daß viele Patienten, gerade mit Neurodermatitis oder Psoriasis, zu mir kommen, die bei mir (oder *mit* mir) einen letzten Versuch machen wollen. Bei der Vielzahl der vorangegangenen Arztbegegnungen sind diese Patienten so oft befragt worden, daß zusammengezählt ein mehrtägiges Verhör dabei herauskommt. Nur: Jeder Arzt hat vermutlich zu ungenau gefragt. Wahrscheinlich interessierte die Antwort auch gar nicht, denn man war von vornherein auf sein Therapieschema fixiert.

Diese Patienten haben genug von der Fragerei. Sie wollen, daß ihnen schnell geholfen wird. Hier gilt es, die hehren Überlegungen zur Anamnese, die bei Kindern sinnvoll sind, zu vergessen und pragmatisch zu handeln.

Ein typisches Beispiel für diese – immer zahlreicher werdenden – Patienten ist ein 50jähriger Patient, der vor zwei Jahren verzweifelt zu mir kam und mich geradezu anflehte: »Ich kann nicht mehr, wenn Sie mir nicht helfen, mache ich Schluß. Seit 30 Jahren quält mich diese Neurodermitis. Ich habe alles versucht, alle Diäten, alle Medikamente. Bei den Hautärzten habe ich so lange Kortison bekommen, bis die Haut ganz kaputt war. Ich habe das dann immer selbst abgesetzt. Manchmal ging es nicht anders, und ich mußte wieder Kortison nehmen. Dieser furchtbare Juckreiz war einfach nicht mehr auszuhalten. Ich war in zwei Unikliniken. Ich habe UV-Bestrahlungen bekommen – alles vergebens. Ich habe schon vor langem mit dem Rauchen aufgehört. Ich trinke keinen Alkohol. Ich kann machen, was ich will. Mit dieser furchtbaren Krankheit kann ich nicht mehr leben. Tun Sie irgend etwas. Aber wenn das nicht hilft, bringe ich mich um.«

Der Patient fing an zu weinen. Um Zeit zu gewinnen, ließ ich ihn weitererzählen. Ich erfuhr, daß Rudolf Seebach* zwanzig Jahre als Kellner gearbeitet hatte. Vor zehn Jahren hatte er sich selbständig gemacht und eine Firmenkantine übernommen. Es lief alles bestens, bis ihn vor fünf Jahren seine Frau mit dem kleinen Sohn verließ. Da verschlimmerte sich die Neurodermitis so sehr, daß Rudolf Seebach sich nicht mehr unter seine Gäste traute. Er entließ notgedrungen seinen Koch und zog sich selbst in die Küche zurück. Wenigstens war der Kellner, den er kurzfristig engagieren konnte, gut, so daß keine finanziellen Einbußen eintraten.

Rudolf Seebach aber wurde zum Einsiedler. Er ging, außer zu den seltener werdenden Arztbesuchen, nicht mehr unter Menschen: »Manchmal traue ich mich nicht, morgens in den Spiegel zu schauen. Ich komme mir vor wie ein Aussätziger.«

Bei der Begrüßung hatte ich schon am Händedruck die Schwere der Krankheit bemerkt. Ich sah mir jetzt die Hände genauer an: beide Innenflächen voller nässender tiefer Schrunden. Die Handrücken trocken, aber ebenso zerklüftet. Im Bereich der Knie- und Ellenbogengelenke ebenso die typischen Hautschäden des Neurodermitikers. Das sind die bevorzugten Befallstellen dieser Erkrankung. Bei diesem Patienten war darüber hinaus der ganze Körper, einschließlich des Gesichts, befallen. Während ich mir

die Hautschäden ansah und die üblichen Dokumentationsfotos machte, kratzte sich Rudolf Seebach unablässig. Der Patient war wirklich in einer scheußlichen Situation.
Ich empfahl eine Therapie, von der ich inzwischen so überzeugt bin, daß ich zu sagen wage: Mit dieser Behandlung hat die Neurodermitis ihre Schrecken verloren! Bei über 90 Prozent auch der bisher erfolglos behandelten Neurodermitis-Patienten sehe ich gute bis sehr gute Erfolge. Das ist eine Quote, wie sie auch nicht annähernd mit irgendeiner anderen Therapie zu erreichen ist. Auch dem kleinen Max konnte ich mit dieser Therapie helfen. Es ist die Eigenharntherapie.

Eigenharn – eine besonders wirksame Medizin

Die Urformen der Eigenharnbehandlung sind seit einiger Zeit stark im Gespräch. Wie aber ist einem nicht einschlägig vorgebildeten, normalen Empfindsamen zumute, wenn ihm etwa die Empfehlung gegeben wird, bei Halsschmerzen mit seinem eigenen Urin zu gurgeln, bei Schweißfüßen über seine Füße zu urinieren und zur Erhaltung der Lebenskraft jeden Morgen einen Becher der körperwarmen Ausscheidung schluckweise zu trinken? Zahlreiche indische Politiker würden zwar mit der Methode uralt – so hört man immer häufiger –, aber nicht jeder hat sich die indische Lebensphilosophie zu eigen gemacht.
Nicht nur aus ästhetischen Gründen rate ich von der »indischen Methode« ab. Es gibt auch medizinische Überlegungen, aus denen sich Konsequenzen ergeben. Vor einigen Jahren fiel mir auf dem Naturheilkundekongreß in Baden-Baden ein kleines medizinisches Buch in die Hände, in dem sehr profund über die medizinischen Hintergründe der Eigenharntherapie geschrieben war. Ich war damals auf der Suche nach einer naturgemäßen Therapiemöglichkeit gerade von Hauterkrankungen.
Die Theorie war überzeugend. Doch eine kleine Sache störte mich. Zur sicheren Keimfreimachung des Urins, der dem Patienten dann gespritzt wurde – die dort auch empfohlenen anderen Anwendungsformen kamen für mich nicht in Frage –, sollte der Harn mit einer chemischen Substanz, zum Beispiel Phenol, versetzt werden. Ich halte das für ungünstig, insbesondere da zunehmend mehr Patienten unter Allergien leiden. Da sollte natürlich alles vermie-

den werden, was ein hohes Allergiepotential hat – und diese chemische Substanzen gehören dazu.
Ich habe mir damals etwas ganz anderes überlegt: Bei der Eigenharntherapie, wie ich sie anwende, gehe ich von dem homöopathischen Grundprinzip »Ähnliches mit Ähnlichem heilen« aus. Eine Substanz, die in der ursprünglichen Konzentration eine Krankheit verursacht, kann diese in homöopathischer Dilution (Verdünnung, oder – im Sinne der Homöopathen – besser: »Potenzierung«) heilen. Ein gutes Beispiel für dieses Prinzip ist Thallium. Thallium ist Rattengift. In manchen Kriminalromanen ist die Uraltmethode beschrieben: Ein Ehepartner gibt jeden Morgen dem anderen eine Prise in den Frühstückskaffee. Der so Vergiftete fällt nicht plötzlich tot vom Stuhl, sondern es fallen ihm zunächst die Haare aus. Wenn man nun Thallium homöopathisch verdünnt, so können es Patienten mit verschiedenen Formen von Haarausfall einnehmen und – der Haarausfall stoppt. Häufig wachsen die Haare wieder nach.
Es klingt unwahrscheinlich, aber ich habe das oft gesehen. Auch bei solchen Patienten, die in sogenannten Haarambulanzen in Universitätskliniken erfolglos behandelt worden waren. Natürlich ist es immer sinnvoll, nach den Ursachen zu forschen. Aber auch in solchen Fällen gilt oft wieder: Man weiß am Ende alles über die Ursachen, hat aber kaum Möglichkeiten zur Heilung.
Dieses homöopathische Prinzip wende ich nun auf die Eigenharntherapie an. Bei unterschiedlichen Erkrankungen erscheinen unterschiedliche Ausscheidungsprodukte im Urin. Wenn wir nun den Urin entnehmen und ihn homöopathisch dilutieren, so können wir – unabhängig von der Grunderkrankung – eine Besserung des Leidens erreichen. Und da der in dieser Weise behandelte Urin gespritzt wird, behandeln wir ihn vorher mit Ozon, damit er mit Sicherheit keine schädigenden Keime mehr enthält. In aller Regel ist nach 30 bis 40 Behandlungen, die ein- bis

zweimal pro Woche durchgeführt werden, eine deutliche Besserung zu sehen. Je nach Krankheitsverlauf kann man dann, um das gute Ergebnis aufrechtzuerhalten, beispielsweise alle vier bis sechs Wochen jeweils eine einzelne Injektion durchführen.
Mit dieser Anwendung des *bearbeiteten* Urins waren die ethischen und ästhetischen Probleme gelöst. Und was besonders wichtig ist: Wir haben beste Erfolge gerade bei Krankheiten, die in herkömmlicher Weise nur ungenügend zu behandeln sind. Rheumatische Erkrankungen, Asthma bronchiale, Allergien, gehäuft aufgetretene Infekte, Heuschnupfen. Und eben Hauterkrankungen, die gerade auch für junge Menschen sehr belastend sind: Akne, Furunkulose. Die Zukunft wird zeigen, wieweit sich diese Indikationsliste noch ergänzen läßt. Möglicherweise können wir diese Eigenharntherapie auch bei Stoffwechselerkrankungen wie Diabetes und vielleicht sogar bei Krebserkrankungen sinnvoll einsetzen.
Rudolf Seebach kam es natürlich auf die Erfolgsaussichten bei seiner Neurodermitis an. Ich versprach ihm nichts, sondern sagte nur, daß die Erfolge besser sind als mit jeder anderen üblichen Therapie. Der Patient bestand darauf, sofort mit der Eigenharntherapie zu beginnen.
In den folgenden fünf Wochen tat sich kaum etwas. Nach der zwölften Spritze kam es zu einer deutlichen Verschlechterung. Wir kennen diese Erscheinung als »Erstverschlimmerung« von anderen naturheilkundlichen Methoden her. Ich erklärte es dem Patienten und paßte die Dosierung an.
Nach der 42. Behandlung kam Rudolf Seebach mit einem großen Blumenstrauß für meine Helferin und eine Flasche Cognac (den er selbst – wie alle Produkte aus Weintrauben – meiden sollte) für mich. Diesmal waren es Freudentränen, als er erklärte: »Sie haben einen anderen Menschen aus mir gemacht!« Ich sehe ihn jetzt in unre-

gelmäßigen Abständen. Die Haut ist zwar nicht so glatt wie die eines Babys, dazu war ihr zuviel hautärztliches Leid zugefügt worden – würden die Experten doch ihr eigenes Credo »Die Haut vergißt nie!« nicht so sträflich selbst mißachten! –, aber sie näßt nicht. Und sie juckt nicht. Und Rudolf Seebach ist mit dem kosmetischen Ergebnis zufrieden. Er geht wieder gern – soweit ihm seine gut laufende Kantine Zeit läßt – aus.

Meist unterstützen wir die Behandlung durch eine spezielle homöopathische Salbenzubereitung, bei der wir auch den patienteneigenen Urin verarbeiten. Harnstoffhaltige Salben sind eigentlich nichts Neues. Aber der Harnstoff ist bei unserer Art der Therapie offenbar nicht der Hauptwirkstoff. Es kommt vielmehr auf die Verwendung der individuellen Ausscheidungsprodukte an.

Bei Kirsten Behnke* habe ich zunächst nur diese Salbe eingesetzt. Die 22jährige Friseurin kam ebenfalls mit der typischen Leidensgeschichte der Neurodermitiker zu mir. Auch sie hatte die üblichen Behandlungsstationen durchlaufen. Im Vordergrund stand der Zustand der Hände. Friseure – und mehr noch Friseurinnen – leiden häufig unter sogenannten Kontaktekzemen. Das heißt nichts anderes, als daß die Haut durch Kontakt mit irgendwelchen Substanzen geschädigt wird. Gerade im Friseurberuf gibt es eine Vielzahl von aggressiven Chemikalien. Das Problem ist, daß die Kundin im Extremfall alle paar Wochen bei der Haar-»Pflege« der Gefahr ausgesetzt ist, die Friseurin aber täglich! Bei Empfindlichen helfen auch Schutzhandschuhe nicht, die sowieso nicht ständig getragen werden können. Außerdem kann das Handschuhmaterial selbst Ekzeme hervorrufen.

Kirsten Behnke war also schon berufsbedingt in einer besonderen Problemsituation. Wäre die Neurodermitis bereits vor der Lehre aufgefallen, man hätte ihr unbedingt zu einem anderen Beruf raten müssen. Aber sie wollte nie etwas anderes als Friseurin werden. Sie hatte zwar als Klein-

kind unter sogenanntem Milchschorf gelitten, aber das war längst vergessen, als die Berufswahl anstand. Die Neurodermitis trat massiv in Erscheinung, als Kirsten sich von ihrem Freund trennte. Es ist häufig so, daß seelische Belastungen gerade Hautkrankheiten wesentlich verschlimmern.
Als Erstmaßnahme mußte die Patientin natürlich zunächst aufhören zu arbeiten. Ich ließ die individuelle Salbe zubereiten und stellte auch hier einen Kostenübernahme-Antrag an die Krankenkasse. Auch für die Eigenharntherapie gibt es keine eigenständige Ziffer in der Gebührenordnung. Ich berechne für die Herstellung des Injektionspräparats einschließlich der homöopathischen Dilution und der Ozonisierung 30 Mark. Bei den meisten erforderlichen 40 Behandlungen kommt damit ein Betrag zusammen, der immer noch geringer ist als die Krankenhauskosten für zwei Tage (!) auf einer Hautabteilung. Und unsere Behandlung geht normalerweise über ein halbes Jahr. Ich meine, daß die Patienten dabei unterstützt werden sollten, die Behandlungskosten von den Krankenkassen erstattet zu bekommen.
Aber auch hier erlebe ich es häufig, daß der Vertrauensarzt des MDK die Eigenharnbehandlung ablehnt und stattdessen eine vierwöchige Behandlung in der »Haut- und Allergieklinik Davos« empfiehlt. Das ist zwar eine angenehme Variante für einen Zusatzurlaub (wer möchte nicht gern nach Davos?), macht aber wenig Sinn, weil das alte Problem oft wenige Tage nach der Rückkehr wieder da ist. Bei solchen Mißerfolgen sind die vielen tausend Mark, die diese Kur kostet, nicht zu verantworten.
Bei Kirsten Behnke heilte die Haut an den Händen allein durch die Salbenanwendung schon nach wenigen Tagen gut ab. Die übrigen Hautgebiete blieben unbeeinflußt, so daß wir mit der Spritzenserie anfingen. Nach drei Monaten – die Patientin hatte längst wieder begonnen zu arbeiten – war die Haut glatt und rein. Kirsten Behnke kommt alle

drei Wochen zu einer »Auffrischungsspritze«, und damit ist ihr Zustand stabil.
Nicht nur bei Mädchen – auch bei Jungen ist die Pubertäts-Akne ein großes kosmetisches Problem. Christian Bochmann* war 16 Jahre alt, als er sich bei mir über seine Akne beklagte. Zwei Jahre zuvor hatte sie begonnen. Weil der Hausarzt ihm gesagt hatte: »Das ist keine Krankheit, damit mußt du leben!« war er zum Hautarzt gegangen. Nach den üblichen Salben- und Tinkturverordnungen war zwar vorübergehend eine gewisse Besserung eingetreten, aber dann hatte sich die Haut wesentlich verschlechtert. Christian hatte auch schon einige Monate lang ein Antibiotikum genommen, und das wollte er jetzt auch nicht mehr.
Nach etwa 30 Spritzen unserer Eigenharnzubereitungen hat der Patient keine Aknepusteln mehr. Gerade bei der Akne ist es besonders wichtig, daß die Patienten in einem frühen Stadium kommen und nicht erst, wenn schon tiefere Hautschichten geschädigt sind. Es ist selbstverständlich, daß wir Narben, so auch Aknenarben, mit unserer Therapie nicht beseitigen können. Aber wir können mit großer Sicherheit verhindern, daß es überhaupt erst zu Narbenbildungen kommt.
Noch wichtiger als die Behandlung von Akne-Patienten, bei denen manchmal (nur?) ein kosmetisches Problem besteht, ist die Behandlung von Patienten, die unter häufig wiederkehrenden Abszessen leiden. Ich hatte eine 20jährige Patientin, die alle paar Wochen zum Chirurgen oder zum Gynäkologen zur Abszeßspaltung mußte. Die Patientin war, bevor sie zu mir kam, mehr als zwanzigmal operiert worden! Es ist leicht zu verstehen, daß solche Krankheiten in schlimmer Weise das gesamte Leben beeinflussen.
Für den Chirurgen ist die Angelegenheit nach der Abszeßöffnung beendet. Oder auch nicht, wenn er die Leerräume des Krankenscheins dadurch füllt, daß er die Patientin jeden Tag zum Verbandwechsel einbestellt – den sie ohne

Schwierigkeiten auch selbst vornehmen oder durch eine Salbenvorlage ersetzen könnte. Für die Patientin aber verändert sich ihr Leben unter Umständen dramatisch. Bei dieser jungen Frau in der Weise, daß der Freund sich von ihr trennen wollte. Es klingt komisch, aber – wir konnten hier durch die Eigenharntherapie eine Liebe retten.
Bei Kindern wenden wir vorzugsweise eine andere Form der Eigenharntherapie an. Insbesondere Kleinkindern möchte ich die Spritzen nicht zumuten, so daß ich hier die Verabreichung spezieller Urinzubereitung in Tropfenform bevorzuge. Diese Anwendungsart ist auch günstig bei erwachsenen Patienten, die von weit her angereist kommen und von denen ich nicht erwarten kann, daß sie ein- bis zweimal pro Woche die lange Anreise auf sich nehmen.
Diese Form der Eigenharnbehandlung geht zurück auf den luxemburgischen Arzt Dr. Clement. Hierbei werden krankheitsspezifische Enzyme, die mit dem Urin ausgeschieden werden, isoliert. Sodann werden diese Enzyme nach einem individuellen Dosierungsschema wieder verabreicht, und es kommt zu Gegenregulationen des Organismus, durch die die Krankheit gebessert oder im Idealfall geheilt wird. Am besten gelingt diese Isolierung der Wirkenzyme in der akuten Phase einer Erkrankung. Der Rheumatiker sollte im akuten Schub seiner Gelenkschmerzen Urin sammeln, der Asthmatiker möglichst unmittelbar nach einem Asthmaanfall.
Bei dieser Eigenharnbehandlung nach Clement kommt es wesentlich auf die genaue Dosierung der Behandlungslösung in Abhängigkeit von der Reaktion des Patienten an. Das ist ohne weiteres daraus erklärbar, daß die Tropflösungen hochspezifisch und konzentriert sind. Wir müssen uns daher sorgfältig an die für den Patienten passende Verdünnung und Dosierung herantasten. Der Kontakt zwischen Patienten und Arzt muß besonders eng sein.
Diese Voraussetzungen sind bei weitem nicht so streng bei der Eigenharnbehandlung, die ich eingangs beschrieben

habe. Wir können daher durchaus die Selbstbehandlung des Patienten unterstützen. Die Bedingungen dafür habe ich geschaffen. Ich habe die Konstruktion eines Geräts für den Eigengebrauch durch den Patienten initiiert, mit dem die Bearbeitung des Urins durch den Patienten selbst ohne Schwierigkeiten möglich ist. Wir führen in diesem Zusammenhang auch Schulungen für Patienten aus ganz Deutschland in Hamburg durch. Der große Vorteil ist, daß die Patienten nur einmal kommen müssen und dann selbst in der Lage sind, in lockerem Kontakt mit mir ihre Behandlung vorzunehmen.

Welche Form der Eigenharnbehandlung auch immer gewählt wird – die Indikationsliste ist die ideale Ergänzung des anderen universalen Therapieverfahrens: der Sauerstoff-Mehrschritt-Therapie. Mit diesen beiden Therapieprinzipien allein kann der niedergelassene Arzt die wichtigen Erkrankungen unserer Zeit wesentlich beeinflussen. Oder – anders gesagt – seine Praxis erfolgreich führen. Einmal mehr zeigt sich, daß der Begriff der »allgemeinen Anerkennung« oder der »Kassenüblichkeit« nichts, aber auch gar nichts über den Wert einer Therapie aussagt.

Die wichtigsten Indikationen der Eigenharnbehandlungen nach Holzhüter und Clement

- Gelenkentzündungen
- Degenerative Gelenk- und Knochenerkrankungen (Abnutzungserscheinungen)
- Entzündungs- und Abnutzungserscheinungen an Sehnen, Bändern und Bindegewebe
- Nervenentzündungen und Nervenreizzustände, z. B. Ischiassyndrom, Trigeminusneuralgie
- Akne
- Wiederkehrende Abszesse oder Furunkel
- Heuschnupfen
- Asthma
- Rheuma
- Neurodermitis
- Allergien
- Wundheilungsstörungen
- Chronische Infektionen
- Abwehrstörungen
- Leberkrankheiten
- Stoffwechselstörungen wie Gicht oder Fettstoffwechselstörung

Darüber hinaus haben wir deutliche Hinweise darauf, daß wir auch so schwere Krankheiten wie Krebs oder Schädigungen des Immunsystems günstig beeinflussen können.

Die Behandlung der Schuppenflechte (Psoriasis)

In den Katalog der Krankheiten, die für die Eigenharnbehandlung besonders geeignet sind, habe ich die Schuppenflechte absichtlich nicht aufgenommen. Zwar können wir auch hierbei mit Eigenharn beachtliche Erfolge erzielen, diese sind aber wesentlich besser, wenn wir eine andere Therapie anwenden.
Die Schuppenflechte ist in der Regel eine harmlose, aber für den Patienten sehr belastende Erkrankung. Problematisch wird sie dann, wenn Gelenkveränderungen, wie sie bei einem Teil der Psoriatiker auftreten, hinzukommen. Auch die Patienten mit unkomplizierter Schuppenflechte leiden erheblich unter ihrer Erkrankung. Das ist zu einem großen Teil durch die meist zu beobachtende Verständnislosigkeit der Mitmenschen bedingt. Viele Patienten trauen sich nicht mehr in öffentliche Bäder oder an den Strand, weil sie die Abneigung der anderen spüren. Das mehr oder weniger ausgeprägte typische Ekzem mit dem wachsartigen weißen Belag verursacht – wie andere Hauterkrankungen auch, aber gerade hier nicht zu begründen – bei vielen Nichtbetroffenen Ekelgefühle. Dabei ist die Krankheit nicht ansteckend und nicht einmal annähernd so unästhetisch wie ein »Eiterpickel«. Die herkömmliche Behandlung der Psoriasis ist komplizierter und auf Dauer wenig erfolgreich.
Mindestens 2,5 Millionen Menschen in Deutschland leiden unter der Schuppenflechte. Und fast alle sind in üblicher Weise von ihren Hautärzten behandelt worden: Es wurden Bestrahlungen mit ultraviolettem Licht durchgeführt und

Salben aufgetragen – wenn es zu schlimm wurde, kortisonhaltige. Wenn der Patient Glück hatte, wurde ihm auf Krankenkassenkosten ein Extra-Urlaub am Toten Meer spendiert. Diese Tote-Meer-Kuren haben in Israel einen florierenden »Psoriasis-Tourismus« begründet, und ich gönne den Hoteliers ihr Geschäft – und dem Psoriatiker seine Sonderferien. Nur: Der Aufwand lohnt nicht. Das Lichtspektrum am Toten Meer in Verbindung mit dem hochkonzentrierten Salzwasser bringt zwar sehr schnell Linderung. Aber häufig ist 14 Tage nach Rückkehr des Patienten in seine Heimat alles wieder beim alten.
Man hat daher Überlegungen angestellt, wie dieser Erfolg stabilisiert werden könnte, und hat den einfachen und genialen Einfall gehabt, »das Tote Meer nach Deutschland zu holen«. Schon früher wurde das »Tote-Meer-Salz« säkkeweise für die Heimanwendung in der Badewanne verkauft. Nur: Nach einer Wannenfüllung wird das teure Salzwasser abgelassen, und der nächste Sack wird bereitgestellt. Über diesen finanziellen und logistischen Aufwand hinaus entsteht damit zusätzlich ein erhebliches Umweltproblem. Kurz: Das Prinzip war gut, konnte so einfach aber nicht zur Anwendung kommen.
Eine Wasseraufbereitungsfirma fand die Lösung. Die einmal zubereitete Salzlösung, bei der es übrigens wesentlich auf die Magnesiumchlorid-Konzentration ankommt (die synthetisch herzustellen ist, das »Orginal-Tote-Meer-Salz« ist gar nicht erforderlich), mußte hygienisch so aufbereitet werden, daß das Badewasser immer wieder benutzt werden konnte. Auch bei verschiedenen Patienten. Die Idee ist einfach, die Umsetzung sehr schwierig. Die Reinigung und Aufbereitung von Salzwasser ist wesentlich aufwendiger als die von Leitungswasser. Das fängt mit der extrem erhöhten Korrosion der Leitungen und Pumpen an und hört bei den Filtern auf. Eine übliche Filtrierung kann nicht durchgeführt werden, weil sonst ja das Salz mit ausgefiltert würde.

Jedoch – die Spezialwanne kam auf den Markt. Mit einem zusätzlichen Knüller obendrein. Während des Badens wurde der Patient mit genau dem Sonnenlicht-Spektrum des Toten Meeres von Speziallampen bestrahlt. Die Erfolge waren gut – solange die Patienten regelmäßig zu den Behandlungen kamen. Wurden diese unterbrochen, so war der alte Zustand schnell wieder erreicht.
Ich hatte für einige Monate eine solche Wanne zur Erprobung aufgestellt. Mitten in einem Behandlungszyklus für eine schwer betroffene Patientin versagte die Pumpe. Die Patientin war verzweifelt. Was tun? Die Patientin fand selbst die Lösung. Sie fuhr ins Solebad nach Lüneburg und erfuhr die gleiche Linderung wie zuvor in meinem aufwendigen Spezialbad.
Inzwischen hatte ich auch Berichte aus verschiedenen Universitäts-Hautkliniken bekommen, die vermuten ließen, daß durch das Wasser lediglich ein Quelleffekt zustande kommt, der die Hautoberfläche vergrößert. Dadurch würde dann mehr Licht auf die Haut treffen. Dieser einleuchtende Effekt hätte leicht überprüft werden können: Wir hätten die Patienten nur eine gewisse Zeit vor der UV-Bestrahlung mit Wasser (Magnesiumchlorid angereichert?) besprengen müssen. Anschließend hätten wir dann vermutlich den gleichen guten Effekt erreicht wie mit dem aufwendigen »Tote-Meer-Bad für zu Hause«.
Ich gab mein Erprobungsbad an den Hersteller zurück und besann mich auf ein einfaches Behandlungsprinzip, das ich schon seit Jahren mit hervorragenden Erfolgen angewendet hatte:

Die Fumarsäure-Behandlung

Ernst Wellner* war Lokomotivführer gewesen, als er in meine Behandlung kam. Er war zwei Jahre zuvor mit 53 Jahren vorzeitig pensioniert worden. Er litt seit über 20

Jahren unter einer sehr schweren Form der Schuppenflechte, die den gesamten Körper befallen hatte. Die Hauterscheinungen betrafen auch das Gesicht, was selten vorkommt und den Patienten natürlich besonders belastete.

Ernst Wellner hatte vor seiner Pensionierung schwerste Krisen durchgemacht. Seine Ehe war in die Brüche gegangen, weil er sich mehr zurückgezogen hatte. Ernst Wellner hatte seine Frau in einem Tanzkurs kennengelernt, und die beiden waren in ihrer Freizeit immer unterwegs. Die Krankheit brach aus, als sie sich auf ein Tanzturnier vorbereiteten. Innerhalb weniger Wochen wurde Ernst Wellner zum Einsiedler. Die einzigen Wege, auf die er sich in die Öffentlichkeit traute, waren die zum Bahnhof und zurück nach Hause. Er war jedesmal froh, wenn er im Führerstand seiner Lokomotive saß. Er konnte jetzt gar nicht mehr genau sagen, ob seine Depression Ursache oder Folge der Scheidung war, die seine Frau bald eingereicht hatte. Jedenfalls meinte auch die Bundesbahn, einen solchen Beamten nicht länger beschäftigen zu können. Er hatte die Krankenversicherung der Bundesbahn über die Jahre viel Geld gekostet, und es bot sich jetzt an, ihn in Pension zu schicken. Irgendwann hatte Ernst Wellner dann von meiner Fumarsäure-Behandlung gehört. Und auch er gehörte zu denen, die »einen letzten Behandlungsversuch« wagen wollten. Ich erklärte ihm das Therapieprinzip:

»Wir glauben nicht, daß die Schuppenflechte eine äußerliche Erkrankung ist. Es spricht dagegen sehr viel für eine Stoffwechselerkrankung, ähnlich der Zuckerkrankheit. So wie beim Zuckerkranken zuwenig Insulin freigesetzt wird, so ist beim Psoriatiker die Bildung von Fumarsäure gestört. Fumarsäure wird in allen Zellen des Organismus durch den sogenannten Zitronensäure-Zyklus gebildet, der für die Zellatmung und die Energiebereitstellung verantwortlich ist. In den Zellen der Haut ist nun für eine ausreichend hohe Fumarsäure-Konzentration die Menge des auf die Haut treffenden Ultraviolett-Lichts verantwortlich.

Gerade durch eine mangelhafte UV-Bestrahlung wird zuwenig Fumarsäure gebildet. Es entstehen vermehrt ›Halbprodukte‹ im Stoffwechsel, die für die typischen Hautreaktionen verantwortlich sind. Diese Vorgänge stimmen mit den Beobachtungen überein, daß Psoriatiker besonders in den lichtärmeren Zeiten Frühjahr, Herbst und Winter von ihrer Krankheit betroffen sind.
Aus dieser Theorie, die inzwischen durch vieltausendfache Beobachtungen bestätigt worden ist, ergibt sich ohne Schwierigkeiten die Therapie. Entweder das zeitaufwendige und unbequeme Bestrahlen, um die körpereigene Fumarsäure-Produktion anzuregen, oder die innerliche Zufuhr der fertigen Fumarsäure. Auch aus einem anderen Grund ist der letzte Weg besser: Es scheint bei einigen Kranken so schwere Stoffwechselblockaden zu geben, daß auch bei einer intensiven Sonnenlichtbestrahlung nur unzureichend Fumarsäure entsteht. Da ist es wesentlich einfacher und wirksamer, gleich das fertige Stoffwechselprodukt zu geben. Dabei können wir die Dosis auch genau an den Krankheitszustand anpassen.
Die Verträglichkeit der Fumarsäure ist fast immer ausgezeichnet. Manchmal kommt es zu einem Hitzegefühl, das für wenige Minuten bis zu einer halben Stunde anhält und für die Patienten nicht sehr belastend ist. Im Gegenteil – diese Erscheinung kann als Zeichen der Wirkung gedeutet werden. Ich lasse die Fumarsäure in verschiedenen Formen in der Apotheke zubereiten; als Kapseln, Spray für den behaarten Kopf, als Creme zum zusätzlichen Auftragen auf die befallenen Hautstellen und als Badezusatz zur intensiven (ergänzenden) äußerlichen Ganzkörper-Behandlung.
Die Fumarsäure-Therapie ist völlig ungefährlich. Manchmal kommt es jedoch in Abhängigkeit von der Dosis zu einer Veränderung etwa der Leberwerte oder der Nierenwerte. Nach (vorübergehendem) Absetzen der Therapie sind diese Veränderungen komplett rückgängig. Der Arzt

sollte nur etwa alle vier bis sechs Wochen die Blutwerte kontrollieren.«
Ernst Wellner schöpfte Hoffnung. Er hatte keine weiteren Fragen, sondern brannte darauf, mit der Therapie zu beginnen. Ich wies ihn darauf hin, daß wir häufig erst nach einigen Wochen, manchmal erst nach Monaten, einen Erfolg sehen. Und ich sagte ihm, daß wir selbst dann, wenn die Fumarsäure allein nicht den gewünschten Erfolg bringt, was ausgesprochen selten ist, durch eine zusätzliche Eigenharntherapie zu einem guten Ergebnis kommen. Ich gab dem Patienten die ausführlichen schriftlichen Erläuterungen, die das, was ich ihm erzählt hatte, ergänzen, und dazu den Diätplan. Damit hatte er eine grobe Richtschnur dafür, wie er sich ernähren sollte. Eine strenge Diät ist nicht erforderlich.
Der Patient holte sich die Medikamente und schluckte noch in der Apotheke die erste Kapsel. Er kam vorbildlich alle sechs Wochen zur Blutabnahme. Die Werte blieben alle in Ordnung. Nach zwei Monaten zeigte sich eine erste Besserung, aber Ernst Wellner war nicht so recht zufrieden. Ich machte ihm Mut und bat ihn, den Therapieplan weiter genau einzuhalten. Knapp vier Monate später war die Haut sauber und glatt. Ernst Wellner war überglücklich. Der Zustand hält sich problemlos. Bei den ersten Anzeichen einer Verschlechterung nimmt der Patient für einige Tage Fumarsäure, und es ist noch nicht ein einziges Mal wieder zu den typischen Hauterscheinungen gekommen. Vor einiger Zeit sagte Ernst Wellner zu mir: »Mit der Fumarsäure hat für mich ein neues Leben begonnen.«

Dank NASA: Colon-Hydro-Therapie

Wer jemals eine Fastenkur durchgeführt hat, weiß, wie wichtig es ist, zur Einleitung gut abzuführen. Der Darm muß bestmöglich entleert werden, weil es sonst zu unerwünschten Begleiterscheinungen des Fastens kommt. Durch den fehlenden Reiz der Nahrungsaufnahme wird der Darm träge. Der Darminhalt wird nicht ausgeschieden, und die eigentlich nützliche Tätigkeit der Darmbakterien wird ins Gegenteil verkehrt: Durch die mikrobielle Zersetzung des Darminhalts entstehen Produkte, die keinen Schaden anrichten, wenn sie mit normaler Häufigkeit des Stuhlgangs aus dem Körper ausgeschieden werden. Wenn diese Substanzen wie Indol, Skatol, Phenol aber zu lange im Darm bleiben, werden sie zum Teil über die Darmschleimhaut in das Blut aufgenommen. Sie gelangen dann über den Blutkreislauf an andere Stellen des Organismus und verursachen häufig sehr unangenehme Erscheinungen. Am häufigsten tritt Kopfschmerz auf.
An dieser uralten und lästigen Erfahrung ist wieder einmal zu sehen, daß die Patienten oft selbst am besten wissen, was ihnen guttut. Nach Meinung vieler wissenschaftlicher »Experten« darf es den Kopfschmerz bei Verstopfung gar nicht geben, weil – wie sie meinen – eine Aufnahme der Giftstoffe in den Körper gar nicht stattfinden könne. Der Fastende aber weiß es besser. Und führt zunächst einmal ab. Mit unterschiedlichen Methoden und mit unterschiedlichem Erfolg.
Am meisten verbreitet ist es, zu Beginn der Hungerperiode einen Abführtrunk aus Bitter- oder Glaubersalz zu

sich zu nehmen. Der Trunk schmeckt ekelhaft, ist aber relativ wirkungsvoll, wie der bald darauf drängend werdende Toilettengang beweist. Jedoch: Eine vollkommene Säuberung des gesamten Dickdarms gelingt mit dieser Methode nicht. (Der Dickdarm ist der Teil des Darms, in dem Wasser aus dem Stuhl rückresorbiert, der Stuhl also einge*dickt* wird. Hier findet aber auch, wie bereits beschrieben, die Aufnahme der Giftstoffe statt). Besser als der Bittersalztrunk ist die sogenannte »Darmlavage« (aus dem Französischen: »Darmwäsche«). Diese Prozedur wird auch gern vor Darmspiegelungen oder -operationen angewandt: Die Patienten müssen mehrere Liter eines Trunks aus verschiedenen Mineralstoffen zu sich nehmen. Dadurch wird die Darmperistaltik (Darmbewegungen) heftig angeregt. Ergänzt durch die große Flüssigkeitsmenge, wird der Darm regelrecht gewaschen.

Auch diese Prozedur erfordert einen heroischen Willen zum Erfolg. Die Trinklösung schmeckt so ekelhaft salzig, daß viele, die sie einmal genossen haben, lieber im salzigen Meer ertrinken wollen, als noch einmal freiwillig den Becher zum Munde zu führen.

Ein Medikament, das eigentlich zur Vorbereitung auf einen diagnostischen Eingriff entwickelt worden war, führt aus dem Dilemma heraus: das Präparat KLEAN-PREP der Firma NORGINE. Schon der Name läßt auf die ursprüngliche Absicht schließen: »Prep« = Präparation = Vorbereitung (des diagnostischen Eingriffs der Darmspiegelung). Die Verordnung der oben beschriebenen einfachen Salzlösung führte oft dazu, daß die Patienten schummelten. Sie tranken nur geringe Mengen des »Teufelswassers« und führten dementsprechend ungenügend ab. Der Proktologe saß dann am nächsten Morgen buchstäblich im Dreck. Schon beim Einführen des Instruments setzte sich Kot auf die Optik, und der Eingriff mußte abgebrochen werden. Auch wenn nur noch kleine Reste des Darminhalts vorhanden sind, wird die Treffsicherheit der Diagnostik we-

sentlich geringer. Wenn der Untersucher mehr mit Spülen als mit Betrachten beschäftigt ist, wird er es irgendwann leid. Die Situation ist vergleichbar mit dem Besuch einer Bilderausstellung im Sommer: Der Betrachter läßt ein Gemälde auf sich wirken, und gerade als er sich mit Einzelheiten zu beschäftigen beginnt, greift ein Fliegenschwarm an. Die Konzentration ist dahin, entnervt entfernt sich der Kunstliebhaber. Übertragen auf die Medizin, kann das tödliche Folgen haben: Der von den Kotresten entnervte Proktologe (Spezialist für Enddarmerkrankungen) bricht die Untersuchung in 30 Zentimeter Höhe ab. Der Krebstumor aber sitzt bei 35 cm.
Es ist also ganz wichtig, dem Patienten eine gründliche Vorbereitung zu ermöglichen. Die Geschmackskompositeure machten sich an die Arbeit und schufen mit KLEAN-PREP einen Cocktail, der mit seinem Vanillearoma dafür sorgt, daß diese Trinklösung ohne Widerwillen getrunken werden kann.
Diese dient nicht nur der Diagnostik, sondern auch der Therapie! Was der Säuberung der Darmwand zur Diagnostik dient, hat natürlich auch therapeutischen Effekt: Die Masse der Darmkeime wird mit dem Stuhl entfernt, und der Aufbau einer gesunden Darmflora gestaltet sich wesentlich effektiver.
Besonders wirkungsvoll ist das in Kombination mit einem Verfahren, das sozusagen in der Gegenrichtung funktioniert. Es leitete sich vom guten alten Einlauf ab und war als »subaquales Darmbad« (subaqual = »unter Wasser«) bekannt. Die Patienten setzten sich in einer mit Wasser gefüllten Badewanne auf eine spezielle Vorrichtung und spülten in mehreren Durchgängen ihren Darm. Aber auch dieses Verfahren hatte einen Nachteil. Sobald die Wirkung einsetzt, sitzt der Patient nicht mehr in dem sauberen Wasser, in dem er die Prozedur begonnen hat, sondern buchstäblich im Erfolg seiner Bemühungen.
Die Lösung des Problems kam aus Amerika und dort –

man kann es bei einem solchen »Allerweltsproblem« kaum glauben – von der Weltraumbehörde NASA. Die Astronauten mußten »sauber« ins All fliegen. Eine Lösung mußte gefunden werden, die technisch und ästhetisch zeitgemäß war. Das Ergebnis konnte sich sehen lassen. Und der »NASA-Einlauf« unterschied sich von den Verfahren der Großmutter wie ein Spaceshuttle vom Flugdrachen der Brüder Wright.

In der Folgezeit wurde die Methode als sogenannte Colon-Hydro-Therapie (CHT = »Dickdarm-Wasser-Behandlung«) in den USA populär. Mit sanftem Druck wird angenehm warmes Wasser in den Dickdarm eingeleitet. Und zwar über ein Darmrohr, das gleichzeitig auch den Darminhalt ableitet. Der Therapeut wechselt nun während der Behandlung zwischen Wassereinleitung und -ableitung und erreicht so immer höhere Darmabschnitte. Bis schließlich der gesamte Dickdarm sauber ist. Eine Behandlung dauert eine halbe bis eine Stunde. Sie ist weder für den Patienten noch für den Arzt mit Unannehmlichkeiten verbunden. Der Darminhalt wird über ein geschlossenes Rohr abgeleitet, so daß keinerlei Geruchsbelästigung auftritt.

Die CHT ist aber noch mehr als ein verbesserter Einlauf: Wir können die Temperatur des Wassers verändern, therapeutisch wirksame Lösungen hinzugeben, und wir können Sauerstoff oder Ozon in den Darm einleiten. Der Temperaturwechsel legt die Bezeichnung »innere Kneipp-Kur« nahe. Durch das Wechselspiel zwischen kühlem und warmem Wasser trainieren wir die Darmtätigkeit: Bei Kältereiz zieht sich der Darm zusammen, bei Wärme entspannt er sich wieder. So steuern wir den Ablauf der Darmbewegung. Der zugeführte Sauerstoff wirkt besonders bei Entzündungen im Darm. Etwa bei der sogenannten Strahlenproktitis. Das ist eine sehr lästige Entzündung des Enddarms, wie sie auch heute noch manchmal nach Bestrahlungen, zum Beispiel wegen eines Prostatakrebses, auftritt.

Bei dieser Strahlenproktitis führe ich eine Spezialvariante

der CHT durch. Sie dauert nur jeweils 10 bis 15 Minuten. In dieser Zeit wird nur der Enddarm mit sauerstoffangereichertem Wasser gespült. Die Therapie wirkt fast immer: Selbst Patienten, die über Jahre mit dem (fast) einzigen Mittel der herkömmlichen Medizin gegen ihre lästige Erkrankung erfolglos behandelt worden sind, nämlich mit Kortison-Einläufen, sind nach kurzer Zeit beschwerdefrei. Es sind 20 bis 40 Sitzungen dieser Spezial-CHT erforderlich, aber das ist immer noch sehr wenig im Vergleich zu dem langen Leidensweg, den diese Patienten hinter sich haben.
Die Erfolge mit der CHT waren so gut, daß ich mit anderen Therapeuten und zufriedenen Patienten die DEUTSCHE GESELLSCHAFT FÜR COLON-HYDRO-THERAPIE gegründet habe. Wir wollen nämlich, daß diese Therapie so bekannt wird, wie es ihr auf Grund der umfassenden Wirkung gebührt. Durch die vielen Erfahrungen, die wir inzwischen gemacht haben, konnten wir wichtige Anregungen für ein neues CHT-Gerät geben, mit dem die individuelle Anwendung noch besser durchzuführen ist.
Das ist besonders wichtig angesichts der großen Anwendungsbreite für diese Methode. Die Indikationsliste der CHT beginnt mit der eingangs genannten Anwendung:

- chronische Verstopfung,
- chronisch wiederkehrende Durchfälle,
- chronisch entzündliche Darmerkrankungen: Colitis ulcerosa, Morbus Crohn,
- Störungen der Darmflora (Keimbesiedlung des Darms).

Neben diesen primären Darmerkrankungen, die sich für die COLON-HYDRO-THERAPIE (CHT) geradezu aufdrängen, gibt es viele Erkrankungen, die ich an anderer Stelle dieses Buches schon besprochen habe, bei denen die CHT aber gute zusätzliche Hilfen bietet:

- Neurodermitis,
- Psoriasis,

- rezidivierende Harnwegsinfektionen,
- Störungen der körpereigenen Abwehr,
- Allergien,
- chronische Kopfschmerzen, wie Migräne.

Pilze – die unterschätzten Feinde

Ein ganz wichtiges Anwendungsgebiet hat die CHT (in Kombination mit der »Klean-Prep-Darmlavage«) durch die enorme Zunahme der Pilzerkrankungen in den letzten Jahren bekommen. Nach neuen Untersuchungen sind bis zu 80 Prozent der Bevölkerung von Pilzen befallen. Die Verbreitung dieser gefährlichen Erreger ist so stark, daß ich bei neuen Patienten, die mit zunächst unklaren Beschwerden zu mir kommen, fast immer auch gleich nach Hefe- und Schimmelpilzen fahnde. Meist immer erfolgreich. In aller Regel ist der Darm befallen. Hier finden die als CANDIDA ALBICANS benannten Erreger die besten Wachstumsbedingungen: feuchte Wärme!
Beim Gesunden werden die Pilze von den natürlichen Darmkeimen im Zaum gehalten. Aber wenn sich die Keimbesiedlung des Darms ändert, dann ist höchste Alarmstufe. Schon eine einzige Tablette eines Antibiotikums kann das Darmmilieu so aus dem Gleichgewicht bringen, daß CANDIDA die Herrschaft übernimmt.
Oft merken die Betroffenen lange Zeit nichts davon. Manchmal kommt es gar nicht zu Darmstörungen wie Blähungen, Durchfall oder Verstopfung, die immer zur Pilzfahndung Anlaß geben sollten. Oft bemerkt der Patient, daß ohne erkennbaren Anlaß die Leistungsfähigkeit abnimmt. Oder daß er sich nicht mehr so gut konzentrieren kann. Manche verfallen sogar in Depressionen. Der Grund ist oft: Pilzbefall! Genauer gesagt: Eine Reaktion auf das zerstörerische Pilzwachstum und die Pilz-Stoffwechsel-Produkte.

Pilze lauern überall: in Blumentöpfen, Vogelkäfigen, Duschbädern. Sogar auf Obstschalen, etwa Weintrauben. Hier ist es vorwiegend CANDIDA GLABRATA, eine der vielen Formen, die im Laufe der Zeit neu entdeckt wurden.
CANDIDA GLABRATA ist besonders hartnäckig. Einfaches Waschen der Weintraube oder auch der einzelnen Beere genügt nicht. Sie müßten schon gekocht werden, um den Übeltäter zu zerstören.
Ich warne jedoch vor einer Pilzhysterie. Immer wenn der Arzt die Ursache einer Erkrankung nicht kennt, benutzt er das Wort »idiopathisch« oder »essentiell«. Beide Begriffe meinen dasselbe: Eine Krankheit besteht, aber keiner weiß, warum. Ein Beispiel: »essentielle Hypertonie«. Der Begriff bedeutet, daß ein Bluthochdruck besteht. Er ist aber nicht durch eine Nierenerkrankung bedingt, auch nicht durch eine Schilddrüsenerkrankung. Eine organische Herzerkrankung konnte auch nicht festgestellt werden, ebensowenig wie andere Grunderkrankungen. Der vorliegende Bluthochdruck ist somit »idiopathisch« (etwa »aus sich selbst heraus krank«). Heute sind wir fast so weit, daß »mykotisch« (»pilzig«) die Begriffe »idiopathisch« und »essentiell« ersetzen könnte. Nahezu jede Krankheit kann mit Pilzen in Zusammenhang gebracht werden, und manche tun das auch. Patienten wie Ärzte.
Ein wohlgemeintes Buch mit dem Titel »Ich fühle mich krank und weiß nicht warum« macht die Misere deutlich. Anhand von Einzelfällen wird eine große Zahl von Erkrankungen beschrieben, die alle eine gemeinsame Ursache haben: Pilze. Migräne ist genauso vertreten wie Depression, Rheuma, wie chronische Nasenhöhlenentzündungen. Zugegeben: Alles kommt vor. Aber nicht jede Depression ist durch Pilze bedingt. Und nicht jede/r, die/der den Darm mit Pilzen infiziert hat, bekommt Rheuma.
Immer häufiger kommen Patienten zu mir, die ergebnislos durch die Mühlen der Diagnostik gegangen sind. Ich habe

Verständnis dafür, daß sie den vermeintlichen Rettungsanker greifen. Nur: Der erfolglose Weg durch die Medizinalinstitutionen selbst hat die Patienten so krank gemacht, daß sie auf Dauer (!) unbehandelbar bleiben. So bleibt eine Erkenntnis: Selbst wenn die möglicherweise auslösende Ursache einer Erkrankung, hier also die Pilze, nach Jahren endlich erkannt worden ist und behandelt wird: Die Sekundärschäden bleiben. Und manchmal ist der Pilz auch nur eine – therapiebedürftige – Nebenerkrankung.
Das Pilzthema ist eine Geschichte von Ursache und Wirkung: Was war zuerst, das Huhn oder das Ei? Ein geschädigtes Immunsystem kann dazu führen, daß chronische Krankheiten entstehen – und daß der Darm massiv von Pilzen befallen wird. Aber auch ein primärer Pilzbefall kann zu einer Schädigung des Immunsystems führen. Und daraus können weitere schwere Krankheiten entstehen.
Einigkeit besteht darüber, daß Pilze, die sich in übermäßiger Zahl im Darm befinden, eliminiert werden müssen. Die Forderung des 1994 verstorbenen Nestors der deutschen Mykoseforschung, Prof. Rieth aus Hamburg, klingt überspitzt, wenn er sagte, daß »ein einziger Pilz im Darm eines Menschen therapiebedürftig« sei. Sie hat aber ihre Berechtigung bei Patienten mit Beschwerden, und in der täglichen Praxis sehen wir die Notwendigkeit einer konsequenten Antipilztherapie.

Ein gesunder Darm – Voraussetzung für einen gesunden Körper

Wenn der Pilz erkannt ist, ist die Therapie relativ einfach. Sie beginnt nach Möglichkeit mit der Reinigung des Dickdarms durch die CHT und die Lavage.
Gleichzeitig beginnen wir mit der hochdosierten Nystatin-Gabe. Das ist ein speziell gegen Pilze gerichtetes Medika-

ment, das sicher wirkt und gut verträglich ist. Besonders wichtig ist aber: Nystatin bleibt dort, wo es wirken soll, nämlich im Darm. Es wird nicht in den Blutkreislauf aufgenommen. Bewährt haben sich in meiner Praxis die Präparate ADICLAIR und CANDIDA-LOKALICID. Gleichzeitig mit den Nystatin-Dragees muß übrigens die Suspension gegeben werden, die auf die Mundschleimhaut wirkt. Eine Darmsanierung gelingt nämlich nur, wenn der gesamte Verdauungstrakt behandelt wird. Sonst infiziert die befallene Mundhöhle die tiefer liegenden Darmabschnitte immer wieder neu.

Die Sanierung der Mundhöhle ist nicht immer einfach. Bei Prothesenträgern können die größten Probleme entstehen, weil manche Kunststoffe, aus denen Prothesen gefertigt sind, das ideale »Futter« für Pilze sind. Woran Chemiker im Labor verzweifeln können, Pilzen ist es ohne weiteres möglich: Sie »verdauen« Kunststoffe. In solchen Fällen ist es also ganz wichtig, die Zahnprothese gründlichst zu behandeln. Dazu gehört, daß sie über Nacht in eine Nystatin-Lösung gelegt wird. Auch die schlecht gepflegten eigenen Zähne sind ein gefährliches Reservoir. In den Zahnzwischenräumen findet sich ein hervorragender Nährboden. Auch hier wird die Nystatin-Lösung angewendet. Der Pilzpatient muß Zahnseide mit dieser Lösung tränken und dann die Zahn-Zwischenräume behandeln.

Der erste Schritt ist der einfachste: Weg mit der alten Zahnbürste! Einmal pro Woche eine neue! Dreimal am Tag eine Pipette ADICLAIR-Suspension auf den Zähnen und Zahnfleisch verreiben.

Gleichzeitig mit dieser Behandlung muß mit der speziellen Pilzdiät begonnen werden, über die es heute gute Literatur mit wohlschmeckenden Rezepten gibt. Und begleitend dazu nimmt der Patient dreimal 2 Tabletten ADICLAIR oder CANDIDA-LOCALICID nach den Mahlzeiten.

Man kann es nicht oft genug sagen: Die unbedingte Voraussetzung für den Erfolg einer Antipilzdiät und die gleichzeitige medikamentöse Behandlung ist der absolute Verzicht auf Zucker. Der pilzbefallene Naturfreund muß auch auf seinen geliebten Honig verzichten.

Bierhefe – hier Freund, dort Feind

Wenn Zucker konsequent gemieden wird, ist im Rahmen der Antipilzdiät ab und zu sogar ein Bier erlaubt. Bierhefe ist das beste Beispiel dafür, daß es für die Gefährlichkeit einer Substanz immer von Bedeutung ist, wo sie wirkt. Bierhefe im Verdauungstrakt ist unbedenklich, im Scheidenmilieu führt sie zu unangenehmem Pilzbefall. Daß nicht nur das unbeabsichtige Setzen in eine Bierlache – etwa auf dem Oktoberfest in München –, sondern auch immer häufiger angewendete »unphysiologische« Sexualpraktiken die Bierhefe dorthin befördern können, wo sie nicht hingehören, bedarf eigentlich keiner besonderen Erwähnung, sollte aber in die Überlegung einer grundlegenden Pilzsanierung aufgenommen werden.

Die gesunde Darmflora

Unbedingt wichtig ist es, sofort parallel zur antimykotischen Therapie, mindestens aber unmittelbar danach, wieder die natürlichen Darmkeime zuzuführen. Das gilt nicht nur für den Fall der Pilzbehandlung, sondern auch für alle anderen Krankheiten, bei denen eine Darmsanierung unerläßlich ist. Besonders nach der »Intensivreinigung« mit Lavage und Colon-Hydro-Therapie gelingt der Aufbau der gesunden Darmflora in idealer Weise. Auch hier kommt es auf das »Wie« an. Die Versuche, die entsprechenden Darmkeime haltbar und damit »therapiefähig« zu machen, gehen über Jahrzehnte.
Die sogenannte »Symbioselenkung« wurde fast zu einem

mystischen Zweig der Medizin. Jedenfalls zu einem profitablen. Laboratorien hatten sich darauf spezialisiert, aus dem Patientenkot umfassende Diagnostik zu betreiben und ebenso umfassende Therapieempfehlungen zu geben. Indes: Diese Kotdiagnostik mußte zwangsläufig so unsicher wie Kaffeesatzleserei bleiben.
Wir unterscheiden nämlich »aerobe« (sauerstoffliebende) Darmbakterien von »anaeroben«, also solchen, die ohne Sauerstoff gedeihen. Wenn wir nun eine Stuhlprobe per Post in ein Speziallabor einschickten, so konnten in der frühestens am nächsten Tag angelegten Kultur gar keine anaeroben Keime mehr wachsen, weil die ja durch den in der Luft enthaltenen Sauerstoff zugrunde gegangen waren.
Vom Speziallabor aber bekamen wir immer Befunde zurück, die vorgeblich genaue Aussagen über die aktuelle Zusammensetzung der Darmflora machten. Eine solche Aussage aber wäre nur möglich, wenn folgende Bedingungen erfüllt wären: Der Patient müßte seinen Stuhl unmittelbar vor dem Labor absetzen und – der Laborarzt müßte sich sogleich auf das Material stürzen, um im Eiltempo mit der Anzüchtung der Keime zu beginnen.
Der sogenannte Speziallabor-Arzt aber vertraute auf das Tempo der Post und gab dann seine behäbige Therapieempfehlung. Manchmal erst einige Wochen später. Geradeso, als ob er auf ein Wunder gewartet hätte, das die aneroben Keime womöglich doch noch anwachsen ließ.
Oft hatte ich den Eindruck, als ob sich die Therapieempfehlungen ausschließlich an der von mir mitgeteilten Anamnese orientierte: Der Erstbefund war fast immer äußerst bedenklich. Nachdem ich dann einige Wochen das »Vorpräparat« und sodann das »Hauptpräparat 1« sowie das »Hauptpräparat 2« verabreicht hatte, wurden vom Labor im Stuhl »Ausleitungsfunktionen« bescheinigt. Aber häufig auch nur, wenn ich das Therapieschema auf dem Stuhlbegleitbogen zur Stuhlkontrolle dokumentiert hatte.

Und auch dann, wenn ich versehentlich mitgeteilt hatte, daß die Präparate pflichtgemäß eingenommen worden waren, der Patient das aber in Wirklichkeit vergessen hatte. Wenn umgekehrt die Einnahme erfolgt, die diesbezügliche Mitteilung aber vergessen worden war, war ein Therapieerfolg im Kot nicht ablesbar.
Die Erklärung für diese überraschenden Beobachtungen fand sich, als ich mich eingehender mit dem hochinteressanten Fachgebiet »Darmflora« beschäftigte. Die zuvor genannten »Vor- und Hauptpräparate« bestanden aus offenbar nicht ausreichend vermehrungsfähigen Keimen bzw. deren Stoffwechselprodukten. Bei der Herstellung einer gesunden Darmflora kommt es aber entscheidend darauf an, daß die nützlichen Keime schnell anwachsen.

Professor Nissle – ein Pionier der Medizin

Diese Voraussetzung erfüllt zum Beispiel das jetzt von mir eingesetzte Präparat MUTAFLOR. In einer Kapsel dieses Präparats sind viele Millionen Escherichia-coli-Keime vom Stamm NISSLE 1917 enthalten. Dieser ist benannt nach dem Hygieniker NISSLE, der den Mikroorganismus während des 1. Weltkrieges aus dem Stuhl eines Soldaten isolierte. Dieser Soldat war in der damals stark verseuchten Dobrudscha auf dem Balkan im Gegensatz zu allen seinen Kameraden vollkommen darmgesund geblieben. Nissle fand im Labor eine starke Wirkung dieses Keimes gegen Durchfallerreger und setzte ihn später erfolgreich bei Durchfallerkrankungen ein.
Verblüffend: Die nützlichen Keime verdrängen die krank machenden. Bis heute ist dieser Keim immer weiter gezüchtet worden. Jeder Keim in der Mutaflor-Kapsel stammt von seinem »Urvater« von 1917 ab. Der Stuhl des einen gesunden Soldaten aus dem 1. Weltkrieg kuriert uns noch heute.

Schon 1926 schrieb Nissle: »Eine gesunde Darmflora ist ein wesentliches Merkmal des gesunden Organismus.« Und weiter: »Mein Ziel war ein rein ärztliches, über die Beziehung zwischen Krankheit und Ursache nähere Einzelheiten zu erforschen und zu versuchen, auf dieser Grundlage neue Wege für eine kausale Therapie ausfindig zu machen. Es lassen sich aus meinen Ergebnissen allgemeine Lehren und Richtlinien für künftige Aufgaben der inneren Medizin entnehmen. Es ist rationeller, die Ursachen der Krankheiten zu erforschen und zu versuchen, sie durch geeignete Maßnahmen zu beseitigen, als sich in noch so intensiver Weise vorwiegend mit den erkrankten Organen, also mit den Symptomen in ihren einzelnen Phasen, zu beschäftigen. Gelingt es, so wie bei den durch eine Dysbakterie erzeugten Krankheiten, die Ursachen zu bekämpfen, so ist die Bahn für die Wirkung der natürlichen Abwehrkräfte freigelegt, und diese vermögen nicht selten Erstaunliches zu leisten.«
Heute wissen wir, daß diese Erkenntnisse noch wesentlich wirkungsvoller umgesetzt werden können, wenn wir auch die Dünndarmflora mitbehandeln. Jede Darmbehandlung schließt daher auch die Gabe von Dünndarmbakterien, zum Beispiel in Form des PAIDOFLOR, ein. PAIDOFLOR besteht aus Milchsäurebazillen, die sich u. a. auch an der Aufschließung von bestimmten Nahrungsbestandteilen beteiligen.

Verstopfung – ein nichtbeachtetes Problem

Ich habe immer wieder, auch in diesem Buch, darauf hingewiesen, daß die Patienten Schaden nehmen, wenn wir Ärzte uns den Vorstellungen der Funktionärsmediziner unterwerfen. Am Beispiel der Volkskrankheit »Verstopfung« wird das besonders deutlich. Auch hierbei haben wir wieder einen Beleg dafür, daß die Patienten häufig besser

Bescheid wissen als ihre Ärzte, was gut für sie ist. Die meisten Menschen wissen um die Notwendigkeit eines regelmäßigen Stuhlgangs. Vermutlich instinktiv. Der Nestor der modernen Gastroenterologie (Lehre von den Magen-Darm-Krankheiten), mein Erlanger Lehrer Prof. Ludwig Demling, hat im Januar 1995 die deutschen Medizinjournalisten wieder einmal eindringlich auf die Brisanz des Problems hingewiesen: Ungefähr 60 Prozent der Dickdarmkrebse entstehen im Endteil des Dickdarms. Nämlich dort, wo die Kotsäule am längsten Kontakt mit der Darmwand hat, wo die durch die Tätigkeit von »Fäulnis«-Bakterien entstehenden Gifte dann am intensivsten auf die Darmwand einwirken. Es entsteht nicht nur ein direkter Schaden der Schleimhaut, der zu Krebs führen kann, sondern es wird besonders beim Überwuchern der schädlichen Bakterien ein unheilbringender »Circulus vitiosus« (Kreislauf, der sich selbst unterhält) in Gang gesetzt. Die Stoffwechselprodukte der schädlichen Bakterien lähmen die Darmwand, der Darm wird träge. Folge ist die Verstopfung. Dadurch wieder längerer Kontakt des Stuhls mit der Darmwand. Dann direkte Schädigung und Förderung der Verstopfung (s. o.).

Der Patient versucht, die Verstopfung zu beseitigen. Ihm fällt in der Regel nichts anderes ein, als Abführmittel zu nehmen. Die aber haben selbst ein großes Schädigungspotential. Und sie dürfen daher (mit Recht) nicht zu Lasten der Krankenkassen verordnet werden. Nur: Durch die Ächtung der Abführmittel ist bei der Mehrzahl der Patienten (und ihren Ärzten!) der fatale Eindruck entstanden, das Problem Verstopfung sei unbedeutend.

Auch die Funktionärsmediziner rufen nicht dazu auf, sich des Problems anzunehmen. Vermutlich, weil ihnen auch nichts weiter einfallen würde als »Abführmittel«. Oder vielleicht gerade noch »ballaststoffreiche Kost«.

Dabei ist das große Problem leicht zu lösen: durch Darmsanierung. Auch hier zunächst Darmlavage und Colon-

Hydro-Therapie, vor allem dann, wenn eine fett- und eiweißreiche, ballaststoffarme Nahrung aufgenommen wird. Anschließend schneller Aufbau der Darmflora mit MUTAFLOR-Keimen. Die nützlichen Koli-Keime produzieren Substanzen, die die Darmwand als Energiequelle braucht, um intakt zu bleiben und wieder aktiv beweglich zu werden.

Eine einfache Maßnahme kann so der schrecklichen Dickdarmkrebskrankheit vorbeugen.

Die Misteltherapie

Eine biologische Krebsbehandlung, welche in letzter Zeit auch in der Schulmedizin eine erstaunliche Anerkennung gefunden hat, ist die Misteltherapie. Sie stammt eigentlich aus der anthroposophischen Medizin. Aus anthroposophischer Sicht wird die Mistel als Schmarotzer wie der Krebs gesehen. Am ehesten würde aus diesen Überlegungen die Mistelbehandlung mit homöopathischen Dosen Sinn machen: Gleiches mit Gleichem heilen.
Aber die Dosierungsempfehlungen unter homöopathischen Gesichtspunkten sind noch zahlreicher als die Wirtsbäume, von denen die verschiedenen Mistelarten stammen. Von vielen Therapeuten, zu denen auch ich gehöre, wurde der keineswegs uninteressante anthroposophische Ansatz dieser Therapie inzwischen zugunsten eines durchaus pragmatischen Behandlungskonzepts verlassen. Wir führen eine Mistel-Infusionstherapie hochdosiert durch. Konkret bedeutet das, daß bei der ersten Infusion 120 Milligramm des entsprechenden Mistelpräparats verabreicht werden. Diese Dosis wird bis zum Erreichen der Höchstdosis von 1200 Milligramm pro Infusion innerhalb von drei Wochen gesteigert. Es ist inzwischen eine gesicherte exakt erforschte Erkenntnis, daß bestimmte Inhaltsstoffe (Lektine) der Mistel sowohl eine krebszellschädigende als auch eine das Immunsystem stärkende Wirkung haben. Diese Behandlungsform ist in den Händen eines nicht vorwiegend homöopathisch arbeitenden Arztes durchaus sinnvoll. Es gibt inzwischen erfreulich viele Krebs-Behandlungszentren, die ihre Starrheit gegenüber alternativen

oder adjuvanten Behandlungsformen reduziert haben, was sich darin zeigt, daß den Patienten zu einer Misteltherapie geraten wird, wenn man mit dem »Latein am Ende« ist. Es ist aber noch keineswegs restlos erforscht, welche weitere, komplexe Heilqualität die Mistel außer den vorerst erforschten Lektinen hat.
Aber auch solche fortschrittlichen Kliniken, das muß kritisiert werden, empfehlen nicht auch jenes Behandlungskonzept, welches dem Patienten am schnellsten spürbare Hilfe bringt und das sowohl alternativ als auch adjuvant eingesetzt werden kann: die Sauerstoff-Mehrschritt-Therapie. Alternativ dann, wenn keine herkömmlichen Methoden mehr mit ausreichender Erfolgsaussicht durchgeführt werden können. Adjuvant, also ergänzend, um für den Patienten die schlimmen Nebenwirkungen einer Strahlentherapie oder einer zystostatischen Chemotherapie zu vermindern!

Keine Angst vor dem Erfolg!

Diejenigen, die nicht bereit sind, ihre Kunst auf den Prüfstand des Erfolges zu stellen, verhindern die Einführung des offenkundig vernünftigen Erfolgs-Honorar-Prinzips. Ein Umstand spielt bei der Beibehaltung der Vergütung nach dem »Anwaltsprinzip« (der Anwalt bekommt immer sein Geld, egal wie gut oder schlecht er arbeitet, egal ob der Prozeß gewonnen oder verloren wird) für Ärzte die entscheidende Rolle: Die Funktionärsmediziner sind ja nicht auf ihr Gebiet abgeglitten, weil sie als Ärzte besonders erfolgreich waren. Sie sind im Extremfall völlig ungeeignet für den ärztlichen Beruf. Vielleicht wegen der sprichwörtlichen beiden »linken Hände«, vielleicht wegen des Unvermögens, »ganzheitlich-medizinisch« zu denken: Der Patient darf nicht in seinen Einzelteilen, sondern er muß als kranker Mensch in seiner Gesamtheit gesehen werden. Und so entscheidet die Funktionärs-Armada von Flüchtlingen vor der medizinischen Wirklichkeit über das Vergütungsprinzip ihrer zurückgebliebenen Kollegen. Das Prinzip heißt heute: Immer Geld, egal, ob dem Patienten geholfen wurde, ob er tot ist oder lebt.

Damit kein Irrtum aufkommt: Auch dieses Geld ist hart verdient. Es wird nicht einfach ausgeschüttet, sondern wird nach einem Punktesystem verteilt. Und das gemeine ist nun, daß der Arzt das Mosaik seiner Tätigkeiten auf dem Krankenschein selbst erstellen muß. Eine Weiterentwicklung des Stundenzettelsystems, das jeder Maurer vom Bau her kennt. Oder jeder Automechaniker in seiner Werkstatt. Nur: Wenn die Lichtmaschine defekt ist, gibt es

für den Austausch eine bestimmte Zahl von Punkten. Und der Kunde zahlt, wenn er sein Auto abholt, einen überschaubaren Betrag. Wenn es aber im Oberbauch zwickt, gibt es viele Wege, zu einer Diagnose zu kommen.
Der einfachste wäre die genaue Befragung des Patienten mit Abtastung seines Bauches. Schon danach könnte ein erfahrener Arzt sehr einfach unterscheiden, ob etwa die Gallenblase oder der Magen genauer untersucht werden muß. Man kann den Aufwand (und damit das Honorar) aber auch nahezu beliebig erweitern. Nicht nur, daß eine Ultraschalldiagnostik durchgeführt werden kann. Das wäre ja noch ganz sinnvoll – wenn der Untersucher die Methode beherrscht. Aber der Arzt kann aus dem leichten Ziehen im Oberbauch auch auf die allzu fette Ernährung schließen: Mit der Folge, daß Blutfettwerte bestimmt werden. Und der Blutzucker gleich obendrein. Man muß gar nicht erst abwarten, ob dieser erhöht ist, man kann gleichzeitig auch den Wert der Zuckerbeladung des roten Blutfarbstoffs bestimmen (das ist zur Langzeitbeurteilung des Diabetikers sinnvoll, sonst aber nicht). Die schamlosesten Diagnostiker können die Beschwerden auch vom rechten in den linken Oberbauch verlagern, was Gelegenheit gibt, das Herz auch gleich zu untersuchen, etwa mit EKG, Belastungs-EKG und Langzeit-EKG. Auch wenn die Lunge zum wiederholten Mal geröntgt wird, fällt das nicht weiter auf, sondern schlägt sich erst bei der Abrechnung positiv nieder.
Das Stundenzettelprinzip müßte von den Ärzten als Zumutung empfunden werden, und einige Künstler des ärztlichen Berufs denken auch so. Die »Abrechnungskünstler« aber sehen zuerst die kommerziellen Vorteile.
Nun gebe ich zu, daß das Erfolgshonorarprinzip für die operativen Fächer nicht tauglich ist. Dieser Bereich spielt sich aber überwiegend stationär ab, und im Krankenhaus ist die Honorarverteilung zwar nicht besser, aber anders geregelt, nämlich durch die »Tagespflegesätze«.

Auf viele ambulante Bereiche ist das Erfolgshonorar-Prinzip vorzüglich anzuwenden. Nehmen wir einige Krankheiten heraus:

– Krebs: Der Erfolg einer Behandlung ist hier nicht unbedingt die Heilung vom Krebs. Ein Erfolg ist auch eine Verbesserung der Lebensqualität.

– Periphere arterielle Durchblutungsstörungen (»Raucherbein«): Maßstab ist die Verlängerung der schmerzfreien Gehstrecke.

– Verengung der Herzkranzgefäße: Der Erfolg ist leicht an der Abnahme des Verbrauchs an herzkranzgefäßerweiternden Medikamenten abzulesen.

– Tinnitus (»Ohrgeräusche«): Honorar nur, wenn die Geräusche abnehmen oder das Hörvermögen besser wird. Mit einfachen Messungen kann das objektiviert werden.

– Makuladegeneration (Durchblutungsstörung der Netzhaut, besonders im Alter): Der Patient muß besser sehen. Und der Augenarzt muß die Durchblutungsverbesserung messen können.

Bei vielen Krankheiten ist es noch einfacher: Bei Hautkrankheiten kann man die Besserung leicht sehen. Auch bei Allergien, etwa beim Heuschnupfen, ist es nicht schwerer, eine Besserung zu erkennen. So sind für die meisten Krankheiten Erfolgskriterien durchaus festzulegen.

Und einmal pro Quartal (damit vom System wenigstens die Zeiteinteilung erhalten bleibt) berichtet der Arzt über den Stand der Behandlung. Da gibt es dann mehrere Möglichkeiten:

1. Der Patient ist gesund. Folge: Es gibt das für die Behandlung dieser Erkrankung vorgesehene Pauschalhonorar.
2. Dem Patienten geht es besser, aber er ist noch nicht gesund. Folge: Es gibt einen Abschlag auf das Gesamthonorar.
3. Dem Patienten geht es unverändert, oder es geht ihm schlechter. Folge: Es gibt eine relativ niedrige Betreuungspauschale. In Endstadien von schweren Erkrankungen,

wie etwa Krebs oder multipler Sklerose, kann diese natürlich auch relativ hoch sein.
Der entscheidende Punkt dieses neuen Systems wäre aber, daß mit den Pauschalvergütungen sämtliche diagnostischen Leistungen abgegolten sind. Außer Spezialuntersuchungen, die vorher beantragt werden müßten. Sie werden in Diagnostik-Zentren erbracht, in denen angestellte Ärzte für ein Festgehalt, also unabhängig von dem Zwang »Die Masse macht's«, die Diagnostik durchführen.
Ich glaube, daß wir mit diesem System der Kommerzialisierung des ärztlichen Berufs – um es einfacher zu sagen: der Kleinkrämerei – gut entgegenwirken könnten.
Das Prinzip des Erfolgshonorars hätte einen weiteren entscheidenden Vorteil: Derjenige Arzt, dessen Therapie am schnellsten erfolgreich wäre, bekäme am schnellsten sein Honorar. Dieses sollte angemessen sein, sich also etwa nach der Schwere des Krankheitsbildes richten oder nach dem *therapeutischen* Aufwand. Heute ist es erschreckend anders:
Der dümmste oder gewiefteste Arzt verdient am meisten. Derjenige nämlich, der am längsten braucht, um zu einem Ergebnis zu kommen, das so häufig keinen therapeutischen Erfolg nach sich zieht.

AOK – Die Gesundheitskasse: Ein Etikettenschwindel wird entlarvt

Die AOK Hamburg schmückt sich seit einigen Jahren mit dem Zusatz »Die Gesundheitskasse«. Es wurden sicher viele »brainstormings« in einer Werbeagentur abgehalten, bis einem Texter der Geistesblitz kam, der das marode Kassenimage aufpolieren sollte.

Millionen Mark an Versichertengeldern wurden verschwendet, bis das neue Logo auf die Briefköpfe und in die Prospekte gedruckt war. Weitere Millionen, bis die Verkaufsstrategen und -psychologen die Heerscharen von Sachbearbeiterinnen und Telefonistinnen so weit hatten, daß sie schon beim Klingeln des Weckers flöteten: »Aa-Oo-Ka, die Gesundheitskasse für Hamburg, guten Tag.« Die vorgedruckten Sprechstundenbedarfsanforderungen der Ärzte, mit denen Minimalmengen an Verbandmitteln für den akuten Bedarf angefordert werden können, sind nicht mehr an die AOK adressiert, sondern konsequenterweise an die »AOK – Gesundheitskasse für Hamburg«.

Doch die Mühen waren vergebens, die Versichertengelder verschwendet. So wie man aus einem Lastesel kein Rennpferd dadurch macht, daß man ihn PEGASUS nennt, so bleibt die AOK auf ewig AOK, die Krankenkasse, schlechthin. Und sie bleibt beispielhaft für den menschenverachtenden Umgang mit dem kranken Versicherten, der sich Hilfe von »seiner« Kasse erhofft. Und zwar gerade dann, wenn diese Hilfe über eine Krankengeldauszahlung hinausgeht. AOK ist ebenso beispielhaft für die Haltung zahlloser Angestellter auch anderer Krankenkassen, die das innovationsfeindliche Denken und Handeln des gemeinen

Beamtentums in den komfortablen Status einer behördengleichen Organisation eingebracht haben. Die immer dann, wenn sie Geld braucht – etwa für Lohnerhöhungen oder für Verwaltungsneubauten – dem Versicherten (hier dem potentiellen Kranken) in die Tasche greifen darf.
Es gab Zeiträume, in denen die Verwaltungskosten der Krankenkassen ein Vielfaches der Aufwendungen *für den Patienten* ausmachten. Daß sie immer über den Aufwendungen für die Patienten, für deren Versorgung, liegen, wird schon als ganz normal hingenommen. Die Strukturen in den Krankenkassen in Verbindung mit der fehlenden Kompetenz (oder Courage) der sogenannten Entscheidungsträger verhindert die notwendige Veränderung der Situation. Ich habe in meiner kassenärztlichen Laufbahn nur selten einen Geschäftsstellen-Leiter einer Krankenkasse erlebt, der seiner Funktionsbezeichnung gerecht geworden ist. Wozu ist jemand »Leiter«, der nicht leitet, sondern Verantwortung von sich schiebt? Der in hundert bis hin zur Medikation gleichen Krankheitsfällen hundertmal die bis zur Interpunktion gleiche Kommentierung des »MdK« abfordert, wenn er entscheiden soll, ob eine »nicht allgemein übliche« Therapie bezahlt werden soll. Es ist für den Arzt, insbesondere wenn er über die unerläßliche Entscheidungsfreude des operativ Tätigen verfügt, unerträglich, wenn der Verwaltungsmensch – noch dazu unendlich verzögert – das letzte Wort spricht. Und das auch erst, nachdem sich der geriatrische Nestor des lokalen »Medizinischen Dienstes« seine Gedanken abgerungen hat.
So können wertvolle Wochen und Monate vergehen, bis der Patient weiß, ob das, was sein Arzt Gutes für ihn bereithält, von seiner Kasse mitgetragen wird. Ich kann mich des Verdachts nicht erwehren, daß die Verzögerung manchmal bewußt in Kauf genommen wird, damit sich das Problem auf andere Weise »von selbst erledigt«. Oder wie soll ich es anders deuten, wenn ich einen Dringlichkeitsantrag auf Behandlung einer schwerstkranken Krebspatien-

tin stelle und erst nach vielen Mahnungen ein Dreivierteljahr später die Genehmigung von der Kasse erhalte?

Hartnäckigkeit lohnt sich

Ich hatte eine etwa 70jährige Patientin mit einem metastasierenden Brustkrebs, der solches widerfahren ist. Sie kam zu mir nach Durchführung der primären Operation mit anschließender Chemotherapie. Mit einer Strahlentherapie war begonnen worden.
Die Patientin Emmy F.* drohte damals, Selbstmord zu begehen, weil sie die furchtbaren Nebenwirkungen der üblichen Therapie als unerträglich empfand. Ich konnte ihr zunächst nur eine Besserung ihrer Lebensqualität in Aussicht stellen. Durch das mehrfach erwähnte Behandlungsschema, das wir in solchen Fällen nach Möglichkeit immer anwenden: Drei Zyklen der Sauerstoff-Mehrschritt-Therapie über jeweils 18 Tage und zwei Zyklen der Thymus-THX-Therapie. (Eigentlich »Thymus-TH-10«. Von dem schwedischen Arzt Dr. Sandberg entwickelte und praktizierte Verabreichung von Thymus-Extrakten. Adresse für weitere Informationen siehe Anhang.) Auch Emmy F. sagte ich, daß ich ihr überhaupt keine Versprechungen machen könne, was die Beeinflussung des Krebsgeschehens und der Metastasen anginge. Ich sei aber sicher, daß wir den Gesamtzustand verbessern können.
Ich habe noch keinen Patienten gehabt, der den Wirkmechanismus der Sauerstoff-Mehrschritt-Therapie nicht begriffen hätte.
Selbst der bloß kaufmännisch orientierte Verwaltungs-Leiter der Krankenkasse müßte auf Anhieb erkennen, daß dieser Betrag gut investiert ist. Schon wenn ich »nur« erreiche, daß es einem Krebspatienten durch meine biologische Behandlung so gutgeht, daß ihm in dem Vierteljahr, in dem meine Behandlung läuft, ein zehntägiger Kranken-

hausaufenthalt erspart werden kann, hat die Kasse ja wieder verdient.
Bei Emmy F. hatte ich auch ohne Kostenübernahme der Krankenkasse mit der Behandlung begonnen. Die Patientin war mittellos, und ich hatte ihr gesagt, sie brauche nichts zu bezahlen, wenn die Kasse ablehnen würde. Ich wußte damals schon, daß das nicht korrekt war, da wir niemanden kostenlos behandeln dürfen. Interessanterweise haben die Funktionärsärzte diesen Passus in unsere Berufsordnung eingebaut. Sicher nicht, um den Patienten vor Geschenken zu schützen, sondern wohl eher, um dem erfolglosen Arzt wenigstens das diagnostikbedingte Auskommen zu sichern.
Ich stellte den Antrag auf Kostenübernahme, und gleichzeitig begann Emmy F. mit der Behandlung. Ihr ging es von Tag zu Tag besser. Nach etwa acht Wochen kam die Ablehnung der Krankenkasse: ». . . nach § . . . des Sozialgesetzes haben die Versicherten Anspruch auf Behandlung . . .
. . . Die Behandlung muß wirtschaftlich . . . sein . . . Sie darf das Maß des Notwendigen . . . nicht überschreiten . . .
Die Sauerstoff-Mehrschritt-Therapie . . . erfüllt diese Voraussetzungen nicht . . .
Wir bedauern daher, Ihnen mitteilen zu müssen, daß wir die Kosten der Behandlung nicht übernehmen können. Allein durch die Verpflichtung zur Gleichbehandlung sind unserem guten Willen Grenzen gesetzt . . . Bitte haben Sie Verständnis für diese Entscheidung . . . Wir wünschen Ihnen weiterhin gute Genesung . . .
Nach § . . . ist dieser Bescheid mit folgender Rechtsbehelfsbelehrung zu versehen. Sie haben die Möglichkeit, binnen 4 Wochen nach dieser Entscheidung . . . Widerspruch einzulegen.«
Die Patientin schrieb auf meinen Rat folgendes: »Ihr Bescheid ist unrichtig. Sie haben nach der neuen Rechtsprechung des Bundessozialgerichts die Möglichkeit, die Kosten zu übernehmen. Die Entscheidung eilt, da ich, wie Ihnen bekannt ist, schwerkrank bin.«

Die Krankenkasse schrieb an mich: »Wir bitten Sie, folgende Fragen kostenfrei zu beantworten: Sind die schulmedizinischen Behandlungsmöglichkeiten bei Frau S. ausgeschöpft? Ist eine Beeinflussung des Krankheitsverlaufs durch die nicht kassenüblichen Therapieverfahren möglich?«
Ich hatte in meinem Erstantrag zwar schon alles erklärt, aber ich beantwortete die erste Frage noch einmal mit einem schlichten JA! Und die zweite ebenso, obwohl das besonders unsinnig ist, denn sonst hätte ich den Antrag ja nicht gestellt.
Die Kasse reagierte prompt (nach einigen Wochen): »Nach erneuter Überprüfung Ihres Falls freuen wir uns, Ihnen mitteilen zu dürfen, daß wir die beantragten Kosten in voller Höhe übernehmen werden.«
Ein Dreivierteljahr war seit der Antragstellung vergangen! Emmy F. hatte inzwischen die gesamte Therapie hinter sich gebracht, und es ging ihr gut.
Etwas weniger dramatisch, aber ebenso kennzeichnend für die Arbeitsweise der beim »Medizinischen Dienst« tätigen Ärzte sind Krankheitsfälle, in denen es nicht um Leben und Tod geht, sondern einfach um die Behandlung einer Erkrankung, die für den Patienten extrem belastend ist. Und zu deren Heilung die herkömmliche Medizin kaum probate Mittel weiß. Es ist die Behandlung von Ohrgeräuschen, welche die Patienten oft so sehr belasten, daß sie alles in Kauf nehmen würden, nur um für einige Momente Ruhe zu haben.
Es gibt inzwischen von der sogenannten »Tinnitus-Liga«, der Interessenvertretung dieser Kranken, eine Telefonnummer, unter der sich jeder solche Geräusche anhören kann. Wer diese Töne, die bis hin zum Geräuschpegel in einer Maschinenhalle anschwellen können, einmal gehört hat, versteht, daß die Betroffenen Stoßgebete aussenden, um endlich wieder Ruhe zu finden.
Ich erwähnte bereits: Auch gegen diesen Tinnitus hilft die

Sauerstoff-Mehrschritt-Therapie besser als alles, was die traditionelle Medizin sonst bereithält. Ein Versuch, der vor einigen Jahren durchgeführt worden ist, macht deutlich, warum das so ist:
Sauerstoffmessungen wurden an Diskothekenbesuchern durchgeführt. Eine Stunde in der Lärmatmosphäre der Diskothek reduzierte die Sauerstoffversorgung des Organismus um ca. 25 Prozent. Dabei war nicht etwa, wie man vermuten könnte, die schlechte, rauchgeschwängerte Luft in der Diskothek verantwortlich. Die Wiederholung im (rauchfreien) Labor zeigte, daß es allein durch den enormen Lärmstreß zu diesem Effekt kam. Damit konnte auch durch diese Messungen bewiesen werden, wie verheerend schädlich eine anhaltende Lärmbelästigung für den Menschen ist. Schädlich nicht nur für das Ohr als unmittelbar betroffenes Organ, sondern für den gesamten Organismus: Anhaltender Lärmstreß kann schwere Schäden des Gefäßsystems bis hin zum Herzinfarkt auslösen. Häufig kommt es aber zunächst zum Hörsturz oder auch zu einer schleichenden Abnahme des Hörvermögens infolge einer Schädigung der Zellen im Innenohr. Aufwendige Messungen, die lokal im Ohr durchgeführt wurden, zeigten, daß dieser Zustand regelmäßig mit einer Sauerstoffunterversorgung der empfindlichen Zellen in diesem Bereich einherging.
Was lag daher näher, als zu versuchen, dem Krankheitsgeschehen durch eine hohe Sauerstoffzufuhr entgegenzuwirken. Schon zu Zeiten der DDR wurde mir eine wissenschaftliche Arbeit zugeschickt, die zeigte, daß die Sauerstoff-Mehrschritt-Therapie besonders geeignet war, eine Verbesserung zu bewirken. Wieder einmal war es kein Arzt, der die Untersuchungen durchführte. Der Diplomphysiker Axmann hatte die Messungen an den vielen Patienten einer großen arbeitsmedizinischen Ambulanz in dem Städtchen Hoyerswerda vorgenommen.
Nun war diese Arbeit aus Hoyerswerda – so präzise die Ergebnisse auch erhoben worden waren – leider nicht geeig-

net, den Koryphäen der Universitätsmedizin Paroli zu bieten. Dazu bedurfte es einer später erschienenen Arbeit aus der Hals-Nasen-Ohren-Klinik in Dessau, in der die Ergebnisse voll und ganz bestätigt wurden. Die Ärzte Hanson und Wolf fanden heraus, daß die Sauerstoff-Mehrschritt-Therapie im Vergleich zu anderen Methoden die weitaus besten Ergebnisse beim Hörsturz und bei Schädigung des Hörvermögens brachte. Zum Glück versäumte man nicht, dieses Ergebnis in der am meisten angesehenen Fachzeitschrift für HNO-Heilkunde zu veröffentlichen. Dabei war natürlich Voraussetzung, die Wissenschaftler im Redaktionsbeirat von der Bedeutung der Arbeit zu überzeugen, was hier mit Recht gelungen war.
Gegenüber der hyperbaren Sauerstoffanwendung spricht wieder alles für die Sauerstoff-Mehrschritt-Therapie. Ich wies auf diese Umstände hin, als ich einen Antrag auf Durchführung der SMT bei einem Patienten mit einem wenige Tage zurückliegenden Hörsturz stellte. Der HNO-Arzt hatte die üblichen, vermeintlich durchblutungsfördernden Medikamente zunächst in Tablettenform verabreicht. Da das – erwartungsgemäß – nicht half, wurde mir der Patient zur Infusionstherapie zugewiesen. Ich fing damit an, stellte aber in Absprache mit dem Patienten sofort den Antrag an die Krankenkasse auf Durchführung SMT. Es vergingen drei Wochen – der Patient bekam schon die zweite der nutzlosen, aber unschädlichen Infusionsserie, nur um nachzuweisen, daß die herkömmliche Therapie ohne Erfolg blieb –, bis der Patient Gunnar Reiß* persönlich bei seiner Krankenkasse vorstellig wurde. Der Sachbearbeiter vertröstete ihn: Er möge sich gedulden, es ginge alles seinen geregelten Gang. Ich infundierte weiter. Gunnar Reiß fragte von Woche zu Woche bei der Kasse nach. Ich setzte mit einem Schreiben nach, in dem ich noch einmal auf die besondere Dringlichkeit hinwies. Und darauf, daß sich die Krankenkasse in meinen Augen einer eklatanten Verletzung der Fürsorgepflicht für ihren Versicherten

schuldig machen würde, wenn nun nicht endlich eine Entscheidung getroffen werde.
Der Patient hielt es schließlich nicht mehr aus und bat mich – koste es, was es wolle –, mit der Sauerstoff-Mehrschritt-Therapie zu beginnen. Wir fingen sofort an. Subjektiv spürte Gunnar Reiß auch nach 14tägiger Behandlung noch keine Besserung. Aber im Audiogramm (Messung des Hörvermögens) zeigten sich erste Erfolge. Die SMT war bereits mehrere Wochen vorüber, als der Kostenübernahmebescheid der Krankenkasse eintraf. Ich staunte nicht schlecht über das raffinierte Manöver des »Medizinischen Dienstes«, das sich in seiner Taktik durchaus nicht hinter Operationen dialektisch geschulter Mitarbeiter eines berüchtigten ehemaligen »Sicherheitsdienstes« zu verstecken brauchte.
Das Schreiben der Krankenkasse begann vielversprechend: »Der Medizinische Dienst der Krankenkasse hat Ihren Antrag auf Kostenübernahme einer gründlichen Prüfung unterzogen. Hierbei wurde auch die von Dr. Holzhüter zur Verfügung gestellte Arbeit über neue Erkenntnisse in der Behandlung des Hörsturzes gewürdigt. Der Vertrauensarzt ist nunmehr zu der Überzeugung gelangt, daß die Sauerstoff-Mehrschritt-Therapie gut geeignet ist, die Folgen eines Hörsturzes zu mildern bzw. ganz zu beseitigen.«
Ich glaubte, meinen Augen nicht zu trauen. Wir hatten es geschafft! Auch eine behördenähnliche Organisation kann sich auf Dauer vernünftigen Argumenten nicht verschließen!
Aber der Krankenkassenbrief ging weiter: »Ein solcher Erfolg kann aus medizinischer Sicht jedoch nur eintreten, wenn innerhalb der ersten drei Wochen nach dem Hörsturz mit der Sauerstoff-Mehrschritt-Therapie begonnen wird. Diese Frist ist jedoch verstrichen, so daß wir zu unserem Bedauern eine Kostenübernahme ablehnen müssen.«
Unglaublich: Der Vertrauensarzt als trickreicher Handlan-

ger der Verhinderungsbürokraten: Erst endlos verzögern – dann feixen: Ätsch, zu spät!
Gunnar Reiß war genauso empört wie ich. Er legte gegen den Bescheid Widerspruch ein und schrieb auf mein Anraten an die Krankenkasse: »... Richtig ist, daß eine Therapie in der Regel um so erfolgreicher ist, je früher mit ihr begonnen wird. Einen frühzeitigen Beginn haben Sie jedoch verhindert, so daß die Folgen allein von Ihnen zu verantworten sind. Ich lasse derzeit prüfen, ob Ihr Verhalten von straf- und zivilrechtlicher Relevanz ist, und behalte mir entsprechende Schritte vor ...«
Die Krankenkasse hat sich erst einmal nicht mehr gemeldet. Ich bin auch in diesem Fall sicher, daß ihr nichts anderes übrigbleiben wird, als die Kosten zu übernehmen.
Die 21jährige Birgit König* hat von diesem Fall schon Nutzen gehabt. Sie kam wenige Tage nach dem MDK-Manöver zu mir. Ebenfalls nach einem Hörsturz. Am selben Tag stellte ich den Kostenübernahmeantrag (das Leiden trifft inzwischen immer mehr junge Menschen). In diesem Fall war eine enorme Streßbelastung die Ursache. Die junge Birgit König arbeitet als Speditionskauffrau in einem Beruf, in dem Streß der Normalfall ist. Wenn dann durch irgendeine zusätzliche Belastung der Streß noch weiter verstärkt wird, kommt es zu einer Kreislauf-Fehlsteuerung und zu einem Abfall der gesamten Sauerstoffversorgung. Es trifft dann als erstes oft ein besonders empfindliches Organ, meist das Ohr: Der Hörsturz ist da. (In anderen Fällen kann ein Herz- oder Hirninfarkt ausgelöst werden.)
Als Birgit König zu mir kam, stellte ich sofort den üblichen Kostenübernahmeantrag. Aber diesmal wies ich auf die neuen »Erkenntnisse« des »Medizinischen Dienstes« hin. Insbesondere darauf, daß nach dessen Auffassung innerhalb einer Dreiwochenfrist mit der SMT begonnen werden muß. Der Antrag war mit »DRINGEND – EILT SEHR!« gekennzeichnet.

Wir hörten zwei Wochen lang nichts von der Krankenkasse. Birgit König hatte zehn der üblichen Infusionen hinter sich, als ich die Situation mit ihr erneut diskutierte und ihr empfahl, innerhalb der neuen »Dreiwochenfrist« mit der SMT zu beginnen. Die Patientin war einverstanden, bat aber darum, auch die Infusionen weiter zu bekommen. Auch bei Birgit König traf ein, was häufiger festzustellen ist: Es kommt erst im Abstand, manchmal einige Wochen nach der SMT, zu einer spürbaren Besserung. Ich hatte daher nichts dagegen, daß Birgit König zusätzlich einen bekannten HNO-Professor um Rat fragte. Dessen Empfehlung überraschte und erfreute mich: »Lassen Sie bloß keine Infusion mehr machen, das bringt ja doch nichts. Aber Sauerstoff nehmen Sie weiter, das ist die einzige Chance, den Tinnitus (Ohrgeräusche) wegzubringen!«
Die Trickabteilung des »Medizinischen Dienstes« trat zum letzten Gefecht an: Man teilte der Patientin mit, daß die Sauerstoff-Mehrschritt-Therapie doch nicht so gut sei. Besser geeignet sei die Sauerstoff-Therapie in der Druckkammer.
Ich klärte Birgit König über die wahren Hintergründe auf und informierte den zuständigen Geschäftsstellenleiter der DAK. Der zeigte sich sehr interessiert und war empört über die Arbeitsweise des »Medizinischen Dienstes«. Nach kurzer Rücksprache mit seiner Hauptverwaltung genehmigte er umgehend die Kostenübernahme der SMT.
Die heutige Medizin steht unter dem Diktat derer, die fern der Praxis ihrem Lebenswerk – der Verbürokratisierung der Medizin – nachgehen. Die Auswirkungen wären nicht so dramatisch, wenn sie nur die Ärzte beträfen. Aber in allererster Linie sind die Patienten betroffen.
Einfluß und Macht der Etappenkommandeure des medizinischen Generalstabs verhindern, daß die heutige Medizin so effizient ist, wie es für die Patienten wünschenswert wäre. Damit diese Situation verändert werden kann, ist ein

konstruktiver Ungehorsam der Patienten erforderlich. Dieses Buch sollte die Schwächen des Gegners zeigen, der in den destruktiven Kommandozentralen des Gesundheitssystems sitzt.
Wenn die Schwächen erkannt sind, dann gibt es Möglichkeiten der Änderung. Was voraussetzt, daß sich die Betroffenen verbünden: Patienten und ihre – fortschrittlichen – Ärzte. Damit die Patienten erkennen, wen sie als möglichen Verbündeten unter den Ärzten ansehen können und wie sie unter den gegebenen Verhältnissen das Beste für sich herausholen können, gebe ich hier eine Anleitung zum Handeln. Der aufmerksame Leser kann die Belege für die Richtigkeit der Ratschläge überall in diesem Buch finden.

Wie finde ich den richtigen Arzt?

Jeder Patient – egal unter welcher Krankheit er leidet – braucht einen Arzt, der ihm hilft. Und Hilfe kann es nur durch Therapeuten geben. Diagnostik ist eine Nebendisziplin. Natürlich setzt eine wirkungsvolle Therapie eine exakte Diagnose voraus. Aber der Arzt darf auf diesem Stadium nicht verharren. Und oft ist die Diagnose so klar, daß sie auf Anhieb, das heißt ohne weitere Hilfsmittel, gestellt werden kann.

Ich komme zurück auf das einfache Beispiel, das ich weiter vorn geschildert habe: Wenn ein Patient zu mir kommt und berichtet, daß er schon viele Jahre schlecht laufen kann, weil er nach einer bestimmten Gehstrecke Wadenschmerzen bekomme, ja dann ist die Diagnose »periphere arterielle Durchblutungsstörungen« eigentlich schon klar. Ich werde dem Patienten den Begriff »Schaufensterkrankheit« erklären und ihm sagen, welche Therapie ich einsetzen werde: die Sauerstoff-Mehrschritt-Therapie. Natürlich soll sich ein Gespräch über die – wahrscheinlichen – Begleiterkrankungen (Zuckerkrankheit? Harnsäure-Erhöhung?) anschließen. Auch sollten selbstverständlich die entsprechenden Laborwerte erhoben werden. Aber das hat Zeit. Meist ist der Patient von seinem vorbehandelnden Arzt ja engmaschig kontrolliert worden. Und jetzt kommt er zur *Behandlung*, die begleitende Kontrolle ist eher nebensächlich. Ich vermeide am Anfang auch die sonst üblichen Gespräche über die Schädlichkeit des Rauchens. Das weiß der Patient selbst. Vielleicht hat er schon mehrfach versucht, mit dem Rauchen aufzuhören. Dann

weiß er auch, wie schwer das ist. Im Lauf der Behandlung kann ich ihm dann meine Hilfe auch hierbei anbieten.
Natürlich kann auch bei solchen »deutlichen« Krankheitsbildern eine intensivere Diagnostik erforderlich werden. Und hierbei können auch moderne – apparative – Diagnoseverfahren eingesetzt werden. Aber dann sollte der Spezialist zu Rate gezogen werden. Im obigen Beispiel der Angiologe (= Gefäßspezialist).

Sieben goldene Regeln

> – Die erste Regel: Der behandelnde Arzt sollte keine aufwendigen Diagnoseverfahren selbst durchführen.

Der gute (nicht unbedingt »gute alte«) Hausarzt ist der Regisseur. Wenn der Regisseur auf dem Theater auch alle Rollen selbst spielt, wird das Kunststück zur Klamotte.
Der Patient kann sich fast immer sicher sein: Wenn viele Apparate in einer Praxis stehen, sollen die auch zum Einsatz kommen. Denn: Die Finanzierungskosten (Mieten, Leasing, Amortisation des Kaufpreises) sind hoch. Nur ein laufender Apparat verdient das Brot, das er frißt.
Die Interessen des Arztes sind leider nicht mehr dekkungsgleich mit denen seiner Patienten. Wie früher wollen beide überleben. Aber: Früher lebte der Arzt gut, wenn er wirkungsvoll half. Sein therapeutischer Ruhm sprach sich herum – und der Patientenzulauf war enorm. Heute lebt der Arzt am besten, wenn er möglichst viele Patienten möglichst uninformiert hält. Das heißt, sie nicht wissen läßt, was er eigentlich bezweckt, wenn er wieder eine neue Untersuchung anordnet – oder selbst durchführt. Es gibt aber noch andere Ärzte. Diese braucht der Patient. Darum mein zweiter Rat:

– Suchen Sie sich einen Hausarzt!

Der Hausarzt in diesem Sinne ist der Koordinator. Oder – modern ausgedrückt – der »Gesundheitsmanager«. Er ist der primäre Ansprechpartner für den Patienten. Von ihm läßt sich der Patient über seine Krankheit oder Befindlichkeitsstörung aufklären. Und darüber, wie ihm geholfen werden kann. Nur in Abstimmung mit dem Hausarzt legt der Patient fest, was er an Diagnostik über sich ergehen läßt. Bevor irgend etwas an Diagnostik geschieht, muß man sich darüber im klaren sein, ob der erhobene Befund eine Konsequenz hat. Auch darüber muß mit dem Hausarzt diskutiert werden.
Der dritte Rat:

– Lassen Sie diagnostische Maßnahmen nur durchführen, wenn Sie auch zur therapeutischen Konsequenz bereit sind!

Eine Herzkatheteruntersuchung ist – wie wir gesehen ha ben – häufig überflüssig. Sie ist es ganz besonders, wenn der Patient vorher weiß, daß er – aus gutem Grund – die anschließend empfohlene Bypassoperation nicht durchführen lassen wird. Ein Grund kann sein, daß er von einer schonenden Therapiemethode gehört hat, die man ohne Risiko anwenden kann und von der man weiß, daß sie oft die invasiven (=belastenden, gefährlichen) Vorgehensweisen überflüssig macht. Auch über diese Methoden muß der Hausarzt informiert sein.
Der vierte Rat ist daher unabdingbar:

– Prüfen Sie, ob Ihr Hausarzt über das breite Spektrum der Therapie Bescheid weiß!

Das betrifft vor allem auch die wichtigsten – nicht »allgemein kassenüblichen« – therapeutischen Verfahren, wie

etwa die Sauerstoff-Mehrschritt-Therapie. Darüber gibt es heute so viele Informationen, daß nur Ignoranten davon unberührt sein können.
Der fünfte Rat:

– Prüfen Sie Ihren Hausarzt genauer!

Fragen Sie ihn, was er von der Sauerstoff-Mehrschritt-Therapie hält. Vielleicht wird er etwa so antworten: »Das ist alles Schwindel. Da brauchen Sie nur den Kopf aus dem Fenster zu halten. Und wenn Sie dann zweimal kräftig durchatmen, haben Sie das gleiche.« Wer als Arzt so spricht, ist so dumm, daß ihm die Approbation (ärztliche Zulassung) entzogen werden müßte. Vor allen Dingen: Er ist nicht auf der Höhe der Zeit. Er ist nicht bereit zu akzeptieren, was er sieht oder was ihm Patienten berichten. Diese Bereitschaft kennzeichnet den guten Hausarzt und untermauert den sechsten Rat:

– Nur derjenige Arzt, der auch für *Ihre* Hinweise ein offenes Ohr hat, ist ein guter Arzt für Sie!

Der Extremfall eines schlechten Arztes ist derjenige, dem auf die Schilderung Ihrer Beschwerden oder Probleme nur einfällt: »Das habe ich auch!« Er zeigt damit keineswegs, wie sehr er Ihnen verbunden ist, sondern er drückt aus, daß Sie ihm lästig sind. Oder daß er keinen Rat für Sie weiß.
Aber, bitte, beherzigen Sie den siebten Rat:

– Nehmen Sie sich (und Ihrem Arzt) nur viel Zeit für das große Problem.

Erwarten Sie, daß Ihr Arzt sich Zeit für Sie nimmt, wenn es wirklich um etwas Wichtiges geht. Mit einer akuten Durchfallerkrankung können Sie nach fünf Minuten wie-

der (mit einem Rezept) aus dem Sprechzimmer raus sein. Wenn der Arzt dieses kleine Problem zum Anlaß nimmt, über die Durchfälle der Welt zu räsonieren, hat er vermutlich keine Lösung für die großen Probleme bereit.
Nicht immer ist derjenige der bessere Arzt, der »gut zuhören« kann. Manche hören nur so lange zu, weil Ihnen nichts einfällt. So wie der Patient mit arteriellen Durchblutungsstörungen vor dem Schaufenster stehenbleibt, um seine Wadenschmerzen zu tarnen, so verweilt der Arzt ohne Intuition beim Zuhören. Ich erlebe es häufig, daß Ärzte mit chirurgischer Erfahrung schneller zu einer Lösung kommen. Das hat seinen Grund: Beim Operieren muß aus dem Augenblick heraus entschieden werden.

Die Koordination der Beantwortung von Patientenfragen, Ärzteanfragen, Entgegennahme von Hinweisen, Nachweis von Behandlungsmöglichkeiten usw. hat freundlicherweise übernommen:
FÜR DEN PATIENTEN, Gesellschaft zur Förderung weiterführender Medizin e. V.
Bei Anforderungen von Informationen bitte 4,– in Briefmarken beifügen!
Bitte beachten Sie, daß aus berufsrechtlichen Gründen auf diesem Wege keine individuelle Beratung erfolgen kann.

Postanschrift:
Patienten-Gesellschaft
Ring 8
21073 Hamburg

Anhang

»Dr. med R. H . . .

Frau
Nicole Schmidt*
Willy-Brandt-Str. 3
21177 Hamburg Hamburg den 5. 12. 93

CITO!
ÄRZTLICHER ANTRAG
zur Vorlage bei der BKK Rasensport Hamburg

O. g. Patientin hat sich jetzt in meine Behandlung begeben, nachdem sie mit den Methoden der herkömmlichen Medizin als »austherapiert« gelten muß. Bei ihr ist vor 14 Tagen ein kleinzelliges inoperables Bronchial-Carcinom festgestellt worden. Es ist jetzt probatorisch mit einer Chemotherapie begonnen worden, die nur unter schwersten Nebenwirkungen toleriert wird. Die Erfolgsaussichten müssen skeptisch beurteilt werden. Darüber hinaus wird keine spezifische Behandlung durchgeführt und ist auch nicht gegeben.
Die Patientin befindet sich krankheitsbedingt in einem erheblich reduzierten Allgemeinzustand. Der Kräftezustand ist stark geschwächt. Dieses korreliert mit der üblichen krankheitsspezifischen Reduktion der Sauerstoffversorgung des Organismus um ca. 25 Prozent. Neben der primären Karzinombehandlung sind lediglich die üblichen Nachsorge-*Untersuchungen* empfohlen worden.

Angesichts dieser Situation bleibt nur die Möglichkeit einer Alternativbehandlung. Diese ist mit Erfolgsaussicht gegeben in der Kombination der nach heutiger Kenntnis am stärksten immunstimulierend wirkenden Therapien. Es handelt sich um die Sauerstoff-Mehrschritt-Therapie in Kombination mit der Thymus-THX-Therapie. Prof. v. Ardenne, Dresden, konnte die Wirkungen der Sauerstoff-Mehrschritt-Immunstimulation wissenschaftlich nachweisen. Diese Komplextherapie ist geeignet, die unspezifische körpereigene Abwehr zu stärken und ein weiteres Ausbreiten von Metastasen zu verhindern sowie darüber hinaus die Nebenwirkungen einer Chemotherapie drastisch zu reduzieren und so die Effizienz dieser Methoden zu steigern. Insbesondere kann hier erwartet werden, daß es zu einer Blutbildnormalisierung kommt.
Zahlreiche Untersuchungen, auch aus meiner Praxis, zeigen, daß der Kräftestatus des Patienten ganz entscheidend verbessert wird und eine ganz erhebliche Verbesserung der Phagozytoseaktivität (Anm.: Aktivität der Freßzellen = wichtige Abwehrzellen) erreicht wird. Darüber hinaus wird in der Regel eine deutliche Verbesserung des energetischen Zustands und eine Abnahme der Schmerzzustände erreicht.
Ein umfassender Überblick über die Möglichkeiten der Sauerstoff-Mehrschritt-Therapie ist in der beigefügten Dokumentation gegeben. In dieser sind auch die Wirkmechanismen, die der umfassenden Wirkung der Sauerstoff-Mehrschritt-Therapie zugrunde liegen, erläutert.
Da die Forschungsergebnisse aber noch nicht generell Eingang in die allgemeine Medizin gefunden haben, sind die gesetzlichen Krankenkassen bisher nicht zur Kostenübernahme verpflichtet, sondern haben sich eine Einzelfallentscheidung vorbehalten, die bei Erfüllung bestimmter Voraussetzungen, die hier in vollem Umfang gegeben sind, positiv ausfällt. Ich bitte daher, in diesem schweren Krankheitsfall die Kosten dieser Zusatzbehandlung, die bis zu

einer Erfolgsbeurteilung DM 1400,– betragen, zu übernehmen. Bei dem erwarteten positiven Ansprechen würden für weitere modifizierte SMT-Schemata reduzierte Kosten in Höhe von jeweils DM 900,–, also insgesamt DM 1800,–, entstehen.
Eine optimale umfassende Therapie wäre möglich durch die zusätzliche Anwendung der Thymus-THX-Therapie, die inzwischen verbreitet wissenschaftliche Anerkennung gefunden hat. Erforderlich wären zwei Zyklen mit jeweils 15 Injektionen, von denen jede (einschl. der Injektionskosten nach Ziff. 252 und der Herstellungskosten der Präparationen in der Hamburger Laborgemeinschaft) mit DM 90,– berechnet wird, hierin ist die Herstellung mit DM 86,– pro Präparat enthalten.
Auch in meiner Praxis konnte ich schon zahlreiche Fälle von Karzinomerkrankungen durch das vorgeschlagene Vorgehen in Remission bringen.
Das gesamte Behandlungsschema würde also DM 5900,– kosten. Angesichts der Einsparungsmöglichkeiten (stationäre Behandlung, Kur) erscheint mir dieses, insbesondere angesichts der Krankenhaustagessätze von durchschnittlich DM 550,–, als kostensparend. Für Rückfragen, auch telefonisch, stehe ich gern zur Verfügung.
Eine positive Entscheidung dürfte erleichtert werden durch das Urteil 38 RK 5/87 des Bundessozialgerichts vom 23. 3. 88. Die darin geforderten Erfolgsaussichten sind hier in besonderem Maße gegeben. Durch dieses Urteil ist der Arzt im übrigen verpflichtet, diese Behandlungsmöglichkeiten aufzuzeigen, auch wenn sie noch nicht die sogenannte ›allgemeine Anerkennung‹ gefunden haben. Eine umfassende Begründung zur Kostenübernahme ist zu finden in dem Buch ›Das Recht der biologischen Medizin‹ von Dr. jur. Frank A. Stebner, 1992 erschienen im Karl-Haug-Verlag, Heidelberg. Inzwischen folgen zahlreiche Ersatz- und RVO-Kassen aufgrund von Einzelfallentscheidungen dieser Auffassung. Auch eine Stellungnahme des

Medizinischen Dienstes der Krankenkassen Neumünster, die mir vorliegt, kommt zu der Auffassung, daß in Krankheitsfällen wie diesem die Kostenübernahme für das hier vorgeschlagene Vorgehen befürwortet werden muß.
Die hervorragende positive Wirkung auf den energetischen Status des Patienten kann am besten daran gezeigt werden, daß in aller Regel durch die Sauerstoff-Mehrschritt-Therapie eine drastische Reduktion der chemotherapiebedingten Nebenwirkungen erfolgt. Aus reichlicher eigener Anschauung ist der Unterzeichner inzwischen zu der Auffassung gekommen, daß herkömmliche Maßnahmen, wie die Chemotherapie und/oder Radiatio (Anm.: = Bestrahlung), ohne die begleitende oder weiterführende Sauerstoff-Mehrschritt-Therapie nicht länger zu verantworten sind.«
Hier verwies ich ausführlich auf die weiter vorn beschriebenen Studie von Dr. Abel. Und weiter:
»In bezug auf die Behandlung des hier vorliegenden Malignoms muß leider festgestellt werden, daß außer der hier versuchsweise durchgeführten Chemotherapie keine weiteren Behandlungsmöglichkeiten herkömmlicher Art gegeben sind. Auch aus diesem Grund ist die hier vorgeschlagene Komplextherapie praktisch die einzige Möglichkeit, den Krankheitsverlauf günstig zu beeinflussen und die Lebensqualität der Patienten zu verbessern.
Sollten Sie fachkompetenten Rat einholen wollen, so bin ich gern bereit, sachkundige Gutachten zu benennen. In der Vergangenheit hat sich leider gezeigt, daß die Gutachter der ›Medizinischen Dienste‹ in Hamburg mit der Sauerstoff-Mehrschritt-Therapie in der Regel keinerlei Erfahrung besitzen. Die bisher bekannt gewordenen Äußerungen lassen häufig auf ein erschreckendes Unverständnis der pathophysiologischen Zusammenhänge schließen. So wird häufig auf die sog. Sauerstoffsättigung Bezug genommen, die in diesem Zusammenhang keinerlei Rolle spielt. Offenbar bezieht man sich hierbei auf eine vollkommen

überholte und fehlerhaft angelegte Untersuchung des Pulmologen D. Nolte, Professor in Bad Reichenhall, aus dem Jahre 1982 (!). Aktuelle Informationen sind einzuholen z. B. bei Univ. Prof. K. Jung, Kardiologe (Anm.: = Herzspezialist), Naturheilkundler und Sportmediziner an der Universität Mainz. Die Anschrift wird auf Anforderung bekanntgegeben. Ebenfalls vertraut mit den physiologischen Hintergründen ist der Leiter des Landesverbandes Sachsen der Betriebskrankenkassen, Dr. V. Netz.
Unter Berücksichtigung all dieser Aspekte bitte ich um eine rasche und für die Patientin positive Entscheidung. In Anbetracht der Schwere des Krankheitsbildes und insbesondere in Anbetracht der relativen Jugend der Patientin bitte ich um bevorzugte Bearbeitung.

Mit freundlichen Grüßen

gez. Dr. med. R. H.«

Die wichtigsten Behandlungsindikationen der SAUERSTOFF-MEHRSCHRITT-THERAPIE

Erhöhung der körperlichen und geistigen Leistungsfähigkeit besonders für Personen unter starkem Dauerstreß und für Personen in höherem Lebensalter. Bekämpfung der vielen Krankheiten, die auf Sauerstoffmangel des Organismus beruhen, wie z. B. allgemeine Gefäßsklerose mit peripheren Durchblutungsstörungen, um nur eine der wichtigen Erkrankungen aus diesem Bereich zu nennen.
Herabsetzung der Anfälligkeit gegenüber Krankheiten (Vorsorgemedizin).
Herabsetzung der Gefährlichkeit von Krankheiten, besonders in höherem Lebensalter.
Heraufsetzung der Lebenserwartung. Senkung des Risikos bei Operationen, Beschleunigung der Genesung nach Krankheiten.
Senkung der Häufigkeit und Stärke von Migräneanfällen.
Verbesserung der Sauerstoffaufnahme bei Lungen- und Bronchialerkrankungen, z. B. Lungenemphysem und Asthma bronchiale.
Verbesserung der Lebensqualität bei chronisch Kranken.
Milderung der Folgen einer herkömmlichen Krebstherapie (Operation, Bestrahlung, Chemotherapie) und Unterstützung dieser Therapieformen in ihrer Wirksamkeit.
Stärkung des körpereigenen Abwehrsystems.
Vorbeugung und Einsatz in der Phase nach der Behandlung des Herzinfarkts.
Die typischen Befindlichkeitsstörungen des höheren Lebensalters, Folgen und Nebenwirkungen langzeitig gegebener Medikamente.
Beschleunigung der Wundheilung, insbesondere auch bei Krampfadern.
Milderung der Folgen von Genußgiften.
Rheumatischer Symptomenkomplex.
Erhöhung der Leistungsfähigkeit von Sportlern auf natürliche Weise (kein Doping!).

Sachwortverzeichnis

Rainer Holzhüter im Ullstein Taschenbuchverlag

Überleben trotz Krankenkassen
Ratschläge eines Insiders
264 Seiten
Ullstein TB 35668

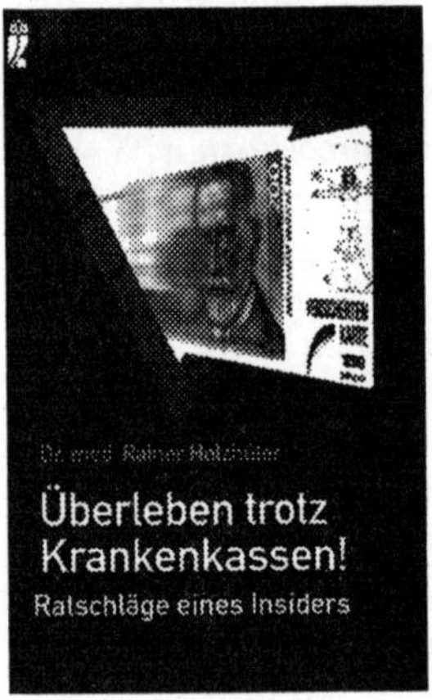

Urin heilt
Das neue Therapie-spektrum
136 Seiten
Ullstein TB 35563

Vorsicht, Krankenhaus!
Die Misere in deutschen Krankenhäusern
200 Seiten
Ullstein TB 36652

Ullstein Taschenbuch